Hausgemacht

Gepflegt

av BUCH

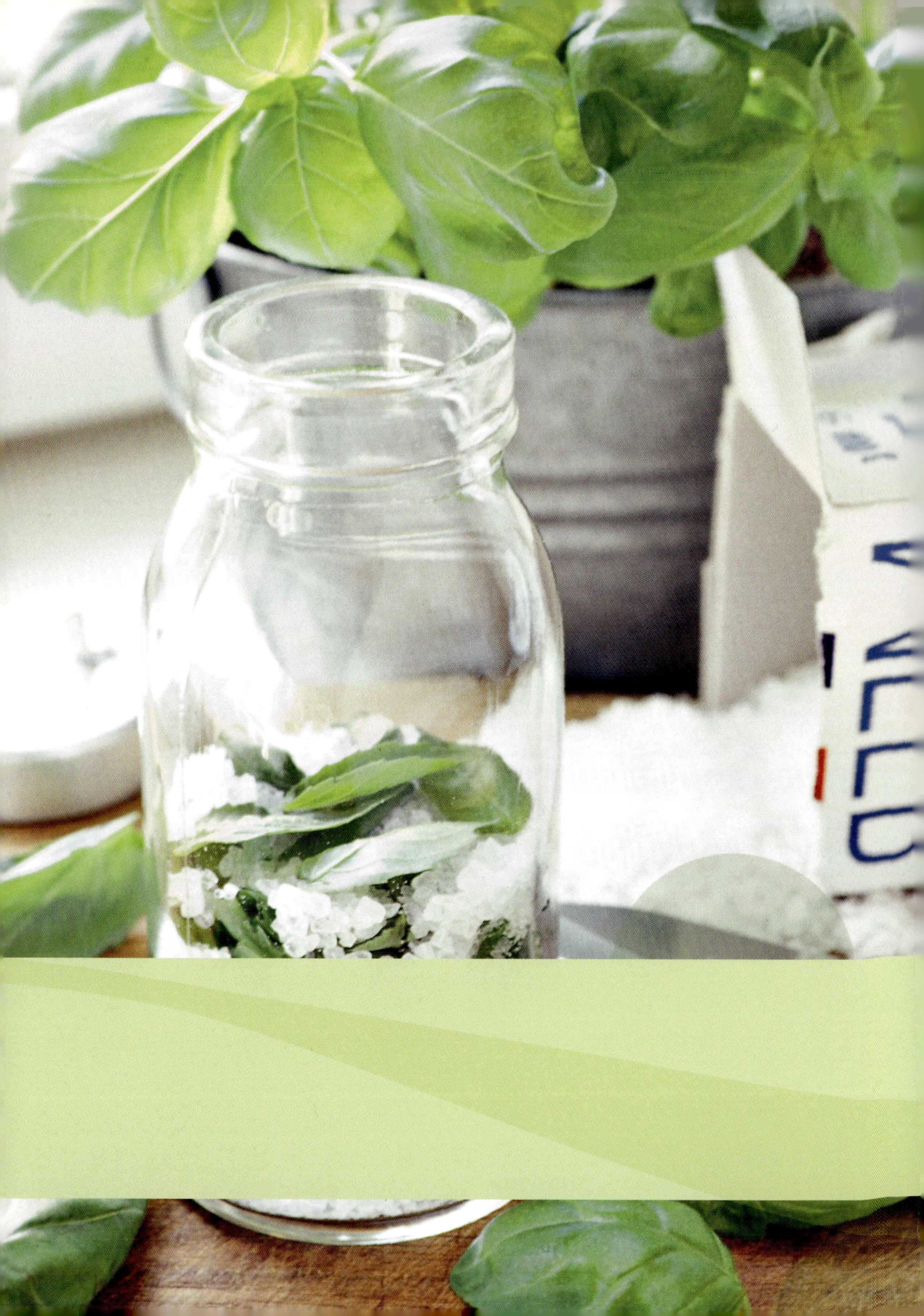

Hausgemacht

Gepflegt

Margit Beneš-Oeller

NATURKOSMETIK
für Schönheit und Wohlbefinden

av BUCH

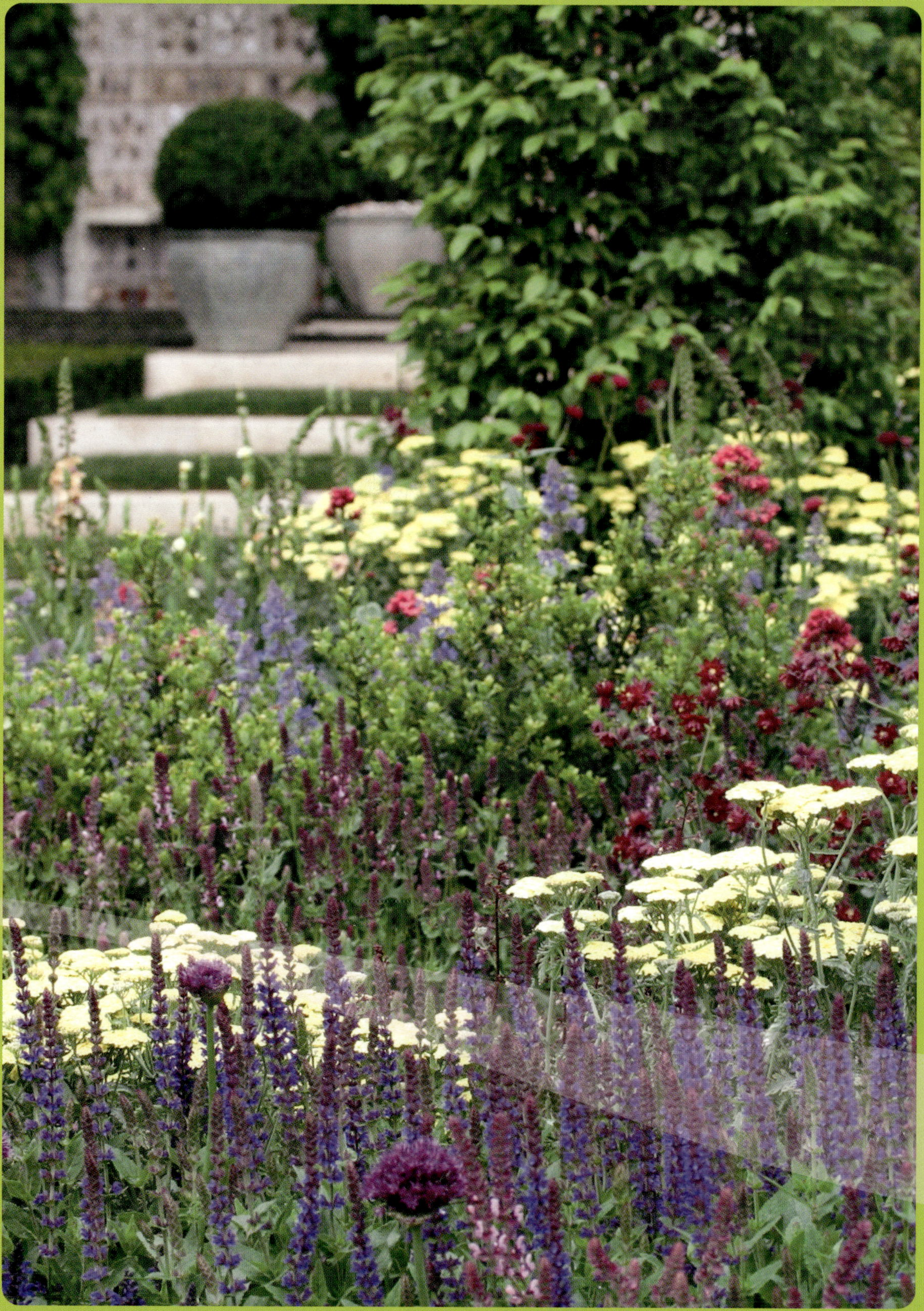

Inhalt

Vorwort

Die Kraft, das Weh im Leib zu stillen,
verlieh der Schöpfer den Kamillen.
Sie blühn und warten unverzagt auf
jemand, den das Bauchweh plagt.
Der Mensch jedoch in seiner Pein glaubt
nicht an das, was allgemein zu haben ist.
Er schreit nach Pillen. Verschont mich,
sagt er, mit Kamillen, um Gottes willen.
(Karl Heinrich Waggerl)

Spieglein, Spieglein an der Wand: Ob zauberhafte Blüte oder reife Frucht, ob glattes Gesicht oder von Spuren des Lebens gezeichnet – die Natur ist auf verschiedenste Weise schön. Seit Menschengedenken ist man auf der Suche danach, wie man sich diese Schönheit möglichst lange bewahren kann.
Kosmetik muss nicht nur für ein ansprechendes Erscheinungsbild herhalten, sie muss heute vor allem Balsam für die Seele sein. Wer im Einklang mit der Natur leben möchte, gibt sich nicht nur mit Bioprodukten, Mode mit Ökosiegel oder mit

einem Hybridauto zufrieden. Dieser Trend macht auch vor der Kosmetik nicht halt. Die Einstellung zu unserem Dasein auf Erden, selbst die Essgewohnheiten, machen sich in unserem Gesundheitszustand und in der Lebensqualität bemerkbar. Unser Körper sagt gern, wie es ihm gerade geht. Wer im Einklang mit seiner Umwelt und sich selbst ist, fühlt sich wohl in seiner Haut. Und es ist zum Haareraufen, wenn dem nicht so ist.
Wenn Ihnen der Stress zu viel wird, gönnen Sie sich eine kleine Auszeit. Den Körper ganz bio zu pflegen, ist eine Sache, die man ausprobieren und beobachten muss. Schließlich ist, ebenso wie nicht jeder Mensch gleich ist, Kosmetik eine zutiefst individuelle Angelegenheit. Jede Haut reagiert anders. Ob und wie tief kosmetische Produkte unter die Haut gehen, hängt von den Wirkstoffen ab, deren Qualität, dem Hautzustand und – von der Hingabe an Zeit.
Dass in vielen Pflanzenschätzen aus dem Garten jede Menge pflegende und schützende Ingredienzien stecken, macht sie auch interessant für die Kosmetik. Allein auf ihr Aroma schwören viele, verströmen sie doch einen unverwechselbaren Duft, der dem Körper eine besondere Note beschert.
Deshalb machen Sie sich auf, in diesem Buch die Rezepte zu finden, die speziell Ihnen guttun. Auf den kommenden Seiten finden Sie aus heutiger Sicht die besten Strategien. Verschiedene Wellnessarten, Rituale und cremige Streicheleinheiten gehören ebenso dazu wie sinnliche Freuden. Dieses Buch möchte Ihnen ein paar Tipps zu mehr Wohlbefinden und einige Rezeptideen mit auf den Weg geben. Sichwohlfühlen und Schönheit gehören zusammen. Und natürliche, noch dazu selbst gemachte Kosmetik macht auch ein bisschen glücklicher.

Margit Beneš – Oeller

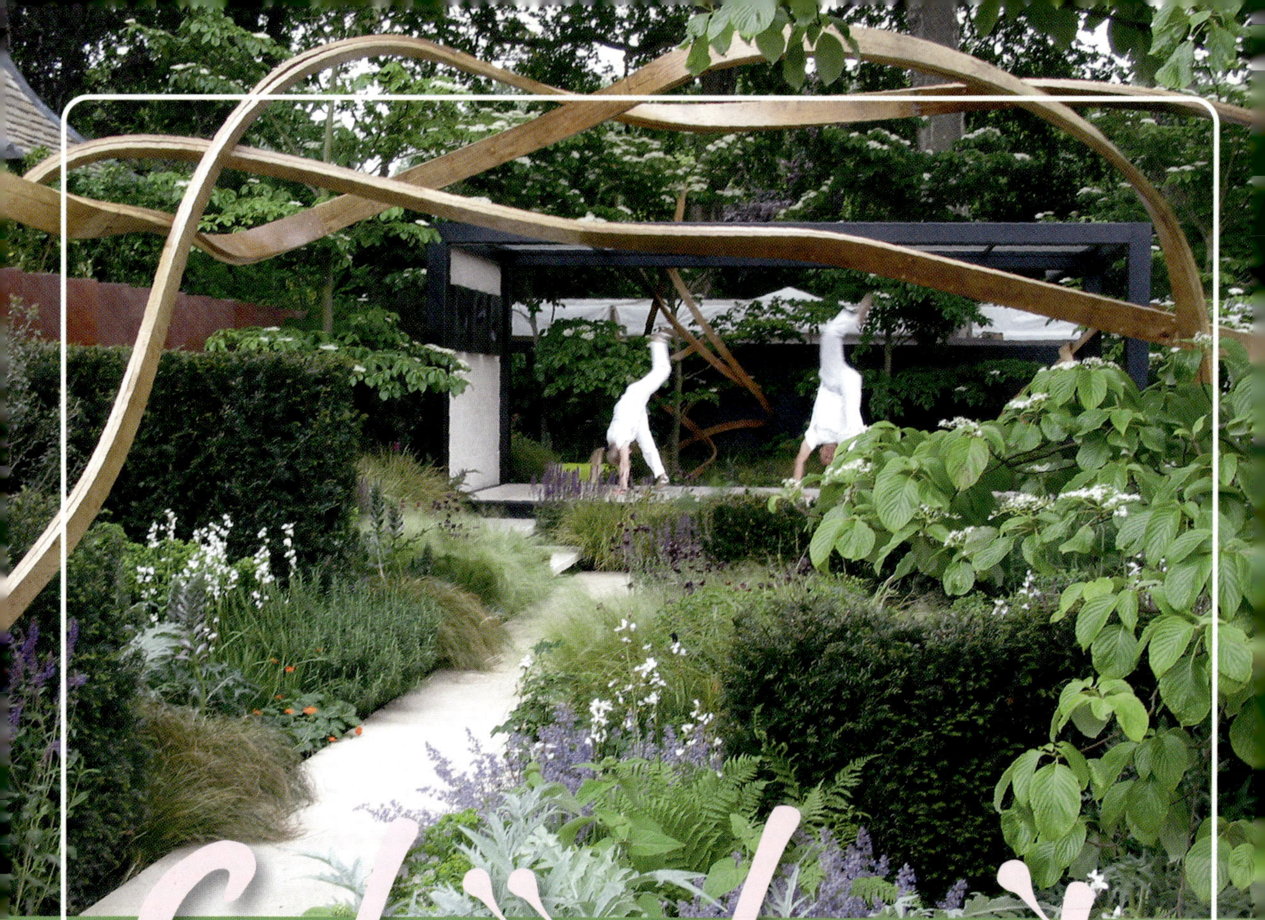

Schönheit kommt von innen

Sind Sie schlecht gelaunt? Dann gönnen Sie sich eine kleine Pause vom Alltagsstress. Es heißt nicht zu Unrecht: Schönheit kommt von innen. Denn unsere Haut spiegelt nicht nur die äußeren Einflüsse wider, die seelische Verfassung ist ebenso an ihr ablesbar wie z. B. die Lebenseinstellung. Vergnügen, Freude und Lebenslust, also das eigene Wohlbefinden und die Schönheit, gehen Hand in Hand. Ein inneres Strahlen kann nach außen dringen, wenn Körper und Geist in Harmonie miteinander sind. Daneben verhilft ausreichender Schlaf, vernünftige und gesunde Essgewohnheiten sowie Bewegung an der frischen Luft zu innerer Ausgewogenheit und besserem Aussehen.

Kosmetik ist also nur ein Mosaikstein von vielen. Von der Lebensqualität über die Ernährung, „Seelenhygiene“, mentales Training bis hin zu passenden Frisuren und Make-up haben wir viele Möglichkeiten, unser Aussehen zu beeinflussen.

Du bist, was du isst!

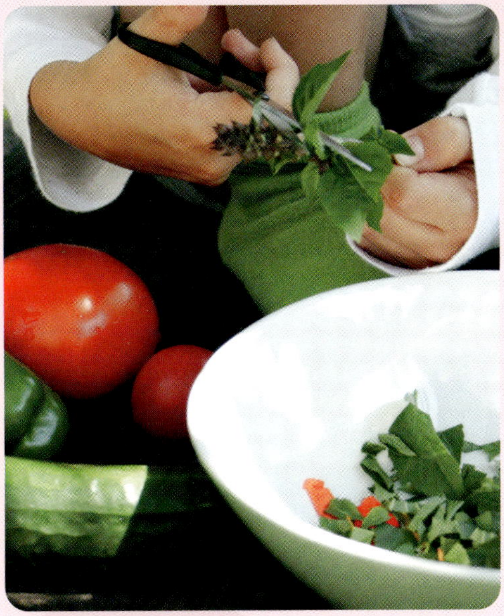

Wasser ist Leben

Wasser ist für alle Vorgänge im Körper lebensnotwendig. Es reguliert die Körpertemperatur, transportiert Nährstoffe und Sauerstoff und befreit dabei von Stoffwechselschlacken. Rund 70 % unseres Körpers bestehen aus diesem Lebenselement. Viel zu trinken ist nötig, um die Haut von unten her aufzupolstern. Deshalb sollten wir uns täglich mit mindestens zwei Liter Wasser frisch halten. Auch ein fahles Aussehen ist oft auf zu wenig Flüssigkeit im Körper zurückzuführen.

Gesunde Inhaltsstoffe

Das gesunde Aussehen zeigt sich in unwiderstehlicher Frische. Haut, Haar und Fingernägel sind am leichtesten zu pflegen und zu verschönern. Was ihnen bekommt, ist neben makelloser Sauberkeit eine gesunde Ernährung.

- Flavonoide etwa verleihen den Pflanzen ihre leuchtenden Farben. Weil sie freie Radikale neutralisieren, schützen sie die Haut vor umweltbedingter Hautalterung. Viel davon ist in (leider) kalorienreicher Schokolade mit über 70 % Kakaoanteil enthalten – einem echten Schönheitselixier.
- Kakao enthält auch Polyphenole, die vor Zellschädigungen schützen und die Kollagenproduktion fördern. Nach drei Monaten gemäßigten Kakaotrinkens nimmt die Durchblutung der Haut zu, die Hautstruktur wird dichter und Rötungen sowie trockene Stellen gehen zurück.
- Auch schwarzer oder grüner Tee enthält hautschützende Flavonoide, ebenso wie Rotwein.
- Frische Äpfel sind reich an Carotin (Vorstufe des Vitamins A), B-Vitaminen und Vitamin C. Orangenschale enthält zusätzlich noch Vitamin E, einen Radikalenfänger. Auch ungeschälte Äpfel und Himbeeren sind köstlich und bringen rosige Wangen.
- Puten- und Lammfleisch machen ihre essenziellen Aminosäuren in Verbindung mit Zink (im Lamm) und Vitamin C zu Kollagenkraftwerken. Die enthaltenen Vitamine, vor allem B, tun Haut, Haaren und Nägeln gleichermaßen gut.
- Kartoffeln oder der Entwässerungskünstler Vollreis enthalten viele Vitamine.
- Rotkraut ist die Vitamin-C-reichste Kohlsorte.
- Tomaten, Brokkoli und Erbsen schützen vor Falten, und Radicchio beugt Besenreisern vor.

- Junger Salat bringt Haut und Augen zum Strahlen.
- Kohlrabi, Champignons und Kürbis machen das Haar glänzend und die Fingernägel fest.
- Papaya entwässert das Gewebe und bekämpft Cellulitis.
- Über 20 Anti-Aging-Stoffe wurden in roten Trauben nachgewiesen, weshalb diese immer mehr in der Anti-Aging-Pflege zu finden sind.
- Nüsse sind zwar fett, aber gesund. Vor allem Mandeln und Walnüsse sind reich an essenziellen Omega-3-Fettsäuren und Vitamin E, die die Haut stärken und schützen. Und nicht zuletzt bringen auch die Hautschützer Vitamin B_2 und Kalzium kräftige Haare, Nägel und klaren Teint.

Hautsünde Zucker

Die Hautforschung kommt laufend zu neuen Erkenntnissen: Neben „Hautkillern“ wie zu viel Sonne und Rauchen soll auch in einer sehr zuckerreichen Kost eine der Hauptursachen für das Altern der Haut liegen. Dass die meisten unserer Falten nicht auf die Gene, sondern eher auf den Lebensstil zurückzuführen sind, ist inzwischen erwiesen. Überschüssiger Zucker, den der Körper nicht verbrennt, lagert sich in Protein- und Gewebefasern an und verhärtet diese, mit zunehmendem Alter im ganzen Körper, aber auch in der Haut. Das macht Körper und Haut unelastisch und stört die Zellfunktionen ebenso wie das hauteigene Reparatursystem.
Achten Sie deshalb auf gesunde Ernährung. Denn Wundercremes, die alle vergangenen Sünden ausbügeln, gibt es leider nicht.

Beautymix - ein Überblick

Carotonoide: Farbstoffe, die freie Radikale binden und die Haut vor UV-Strahlung schützen. Karotten.
Eisen: Erhöht die Spannkraft der Haut. Vollkornprodukte, getrocknete Marille, Fleisch, Thunfisch.
Flavonoide: Antioxidativ, Hautalterungsverzögerung. Dunkler Schokolade, Grün- und Schwarztee, Obst und Gemüse.
Folsäure: Wundermittel (Keratinbildung) für Haare und Nägel. Spinat, Kohlgemüse, Avocados, Erdnüsse, Rinderleber.
Kalzium: Keratinaufbau. Käse, grüne Bohnen, Milch.
Silicium: Stärkt Nägel und Haar und bremst Alterungsprozess. Getreide, Zwiebeln, Rote Rüben.
Vitamin A: Wachstum und Erneuerung der Oberhautzellen, verzögert den Alterungsprozess. Eigelb, Butter, Vollmilch, Frischkäse, Trauben.
Vitamin B_2/Riboflavin: Hauterneuerung, bei brüchigen Nägeln, stumpfen und fettigen Haaren. Hefe, Milchprodukte, mageres Rindfleisch.
Vitamin B_3/Niacin: Für Bindegewebe. Fleisch, Fisch, Geflügel, Vollkornmehl.
Vitamin B_5/Pantothensäure: Anti-Stress- und Anti-Aging-Vitamin. Milch- und Vollkornprodukte, Hülsenfrüchte, Fleisch, Fisch und Eier.
Vitamin C: Für straffe Haut, fördert Kollagenbildung. Zitrusfrüchte, Paprika, Endivien.
Vitamin E: Regeneration der Hautzellen, Radikalenfänger. Pflanzlichen Öle, Nüsse, Karotten, Avocados.

Einfache Schönmacher

Schlafen Sie sich schön!

Gesunder Schlaf zählt zu unseren wichtigsten Energiequellen. Aus gutem Grund verschlafen wir ein Drittel unseres Lebens, denn die Reparatur und Versorgung unseres Körpers arbeitet gerade nachts auf Hochtouren. Wer sich regelmäßig genügend Schlaf gönnt, wird dabei auch schlanker. Während wir schlafen, ist die Haut hellwach: Nicht nur, dass sie als unser größtes Organ fett- und wasserlösliche Pflegestoffe viel besser aufnehmen kann. Wachstumshormone für die Zellregeneration werden vor allem nachts ausgeschüttet. UV-Schäden werden im Eilverfahren ausgeglichen, und auch kleinste Zellen teilen sich achtmal schneller als tagsüber.

Tipp

Bei Kurzschläfern halten sich der Appetitzügler Leptin und der appetitanregende Botenstoff Ghrelin nicht die Waage, sie können den Schlaf also nicht richtig nutzen. Vom Schönheitsschlaf profitiert vor allem die Haut.

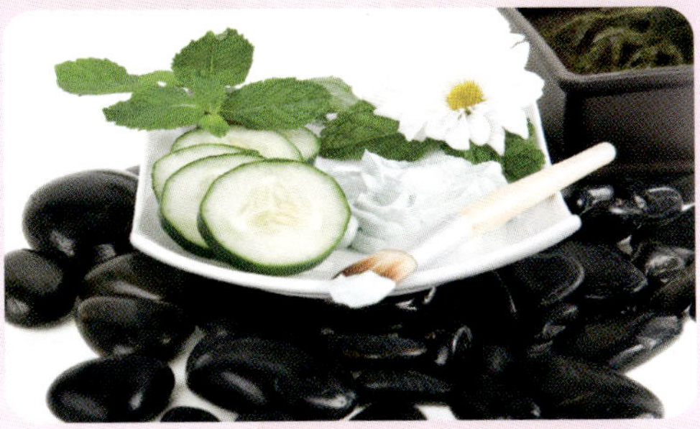

Tipp

Ein gleichmäßiger Schlafrhythmus ist ebenso wichtig wie die richtige Temperatur im Schlafzimmer: 18 °C Schlaftemperatur sind ideal.
Ein Glas heiße Milch enthält abends ein schlafförderndes Aminosäure-Tryptophan-Gemisch, das mit einem Löffel Honig schnell ins Blut gelangt.
Linalylacetat schaltet im Gehirn Stress aus. Auch in Lavendelöl ist es übrigens enthalten und vielleicht bald in Ihrer selbst gemixten Körperlotion!

Atmen Sie durch!

Wie leicht vergisst man das richtige Atmen. Unter Stress atmet man flacher und kürzer, der Körper bekommt schnell zu wenig Sauerstoff. Flaches Hecheln kann in bestimmten Situationen die richtige Atemtechnik sein, im Normalfall geht es aber darum, den Atemfluss tief in den Bauch zu lenken. Probieren Sie es aus: Schließen Sie die Augen, legen Sie die Hände locker um den Bauch, der sich senkt und hebt. Horchen Sie in sich und atmen Sie durch – tief ein durch die Nase – und aus durch den Mund.

Bestens in Form

Um den Proportionen der Covergirls nahezukommen, nehmen vor allem Frauen, bei aberwitzigen Diäten angefangen, viel auf sich. Ob knabenhaft eckig oder üppig und vollbusig, wer seinen Komplex nähren will, dem helfen keine

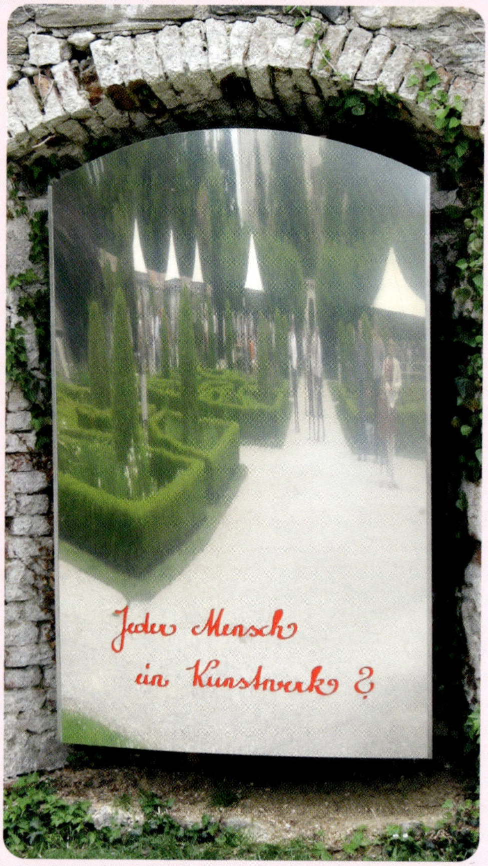

Diäten. Nehmen Sie sich an, so wie Sie sind, dann kommen Sie Ihrer persönlichen Schönheit am nächsten.
Das Ziel heißt, bewusster zu leben und das System in uns so gut wie möglich zu unterstützen. Spielen Sie also aus, was die Natur Ihnen gegeben hat, und stehen Sie zu Ihrer Figur: Vernachlässigen Sie diese nicht, weder mit hängenden Schultern noch mit knurrendem Magen. Je stolzer Sie Kopf und Schultern tragen, desto besser kommen Sie zur Geltung. Damit Sie sich in Ihrer Haut rundherum wohlfühlen, gehören Komplexe in die Abstellkammer, zu den Korsetts früherer Generationen.

Verzicht mit Vergnügen, das beherrschen nur Vernunftbegabte. Legen Sie selbst das Gewicht fest, bei dem Sie gut in Form sind. Zwischen rundlich oder dick gibt es eine Grenze! Wer sie nicht überschreiten will, für den ist Wasser ein guter Hungerstiller. Auch „Dinner-cancelling“ zweimal die Woche hilft. Über Ihr Idealgewicht sollten Sie dann nicht gehen, aber auch nicht darunter.
Wenn Sie sich müde und unattraktiv fühlen, ist Bewegung gefragt. Yoga und verwandte, ebenso vielseitige Sportarten wie Pilates bieten einen guten Ausgleich zum oft stressigen Alltagsleben. Mit entsprechender Gymnastik sorgen Sie für feste Rückenmuskeln, einen geraden Rücken und für Geschmeidigkeit. Sie müssen sich nur in Bewegung setzen. Daneben werden zwei Ausdauereinheiten pro Woche, wie Jogging, Radfahren oder Walking, Ihrem Körper guttun.
Machen Sie sich mit einem Tropfen Mandelöl, der zuerst in die Creme und dann ins Gesicht kommt, wetterfest. Und dann geht es ab nach draußen – das macht Kopf und Körper frei. Besonders in Übergangszeiten kommen Haut und Haare zwischen warmen Innenräumen und kalten Außenräumen nicht zur Ruhe, die Durchblutung der Haut wird deutlich zurückgefahren. Schließlich wird viel Stoffwechselenergie zum Aufrechterhalten der Körperwärme benötigt. Schlechter ernährte Zellen, eine reduzierte Talgproduktion und damit dünnere, trockenere und empfindlichere Haut sind die Folge dieses Wetterwechsels. Und falls draußen das Wetter doch zu verrückt spielt, ist es Zeit für eine Reise nach innen und Zeit, sich um den Körper zu kümmern, ihn zu pflegen und zu verwöhnen.

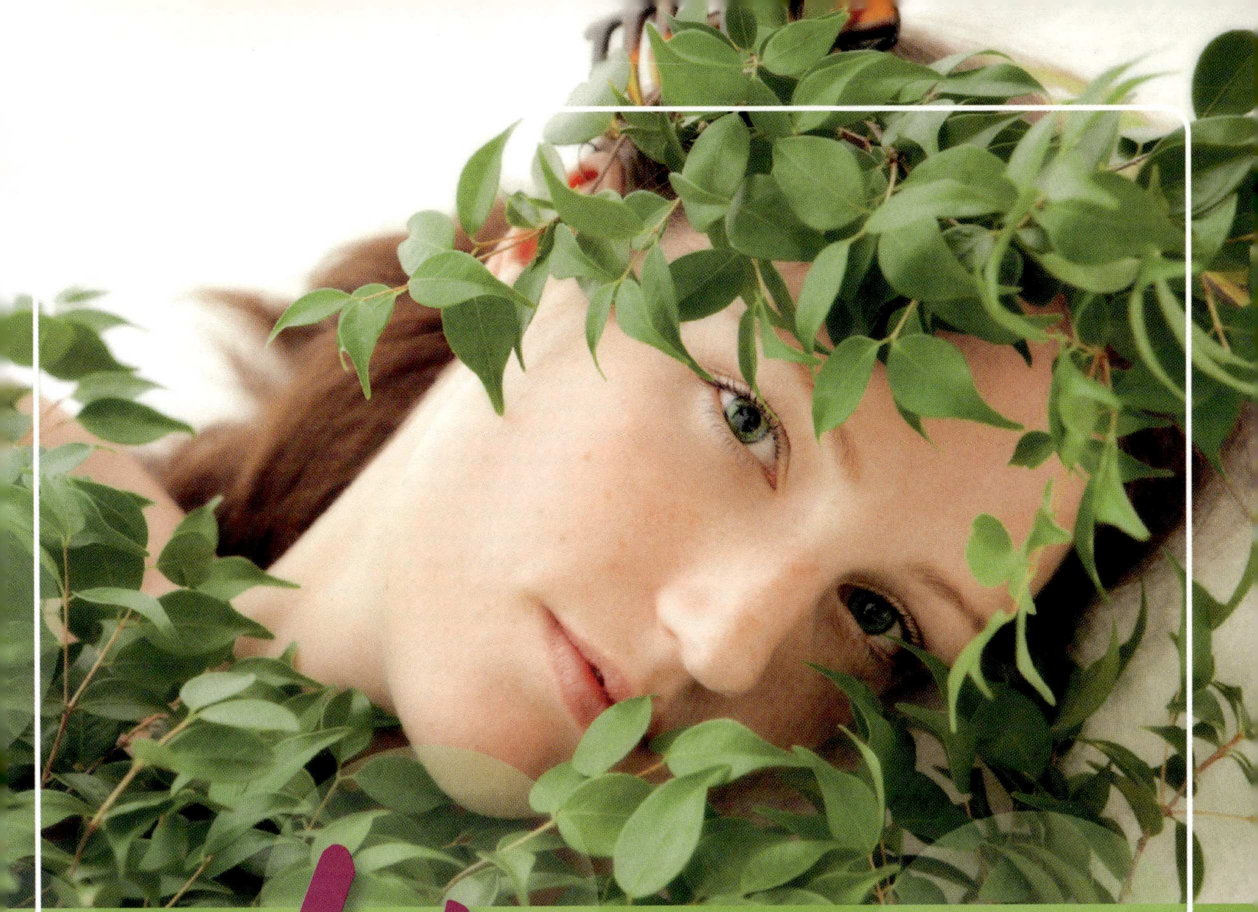

Unsere Haut

„Mit zwanzig schenkt einem die Natur sein Gesicht. Mit dreißig ist das Gesicht vom Leben geformt. Wie Ihr Gesicht jedoch mit fünfzig aussieht, liegt ganz an Ihnen!"
Coco Chanel hat mit ihrer Betrachtung schon früh einen scharfen Blick bewiesen. Die Haut ist das größte menschliche Organ: Die Schutzhülle des Körpers wiegt bei einem Menschen mit 60 kg Körpergewicht immerhin etwa 20 kg. Das wichtigste Kontaktorgan zur Umwelt verändert sich durch psychische wie physische Einwirkungen. Die Haut lässt uns erröten, erblassen, schwitzen oder sie erzeugt Gänsehaut.
Im Aufbau der Haut gleichen sich alle Menschen. Erbanlagen, Lebensalter und Lebensumstände aber bringen unterschiedliche Hautzustände hervor, die es gilt, ganz individuell zu unterstützen.

Wunderwerk der Natur

Um zu verstehen, wie kosmetische Produkte wirken, muss man die Haut, ihren Aufbau und hautphysiologische Prozesse kennen.
Die menschliche Haut setzt sich aus drei Schichten zusammen: Am tiefsten liegt die Unterhaut (Unterhautfettgewebe), dann folgen die Lederhaut und die Oberhaut, auch Hornhaut genannt. Weil Kosmetika in erster Linie dort ihre Wirkung entfalten, ist vor allem die Oberhaut (Epidermis) kosmetisch interessant.

Schicht für Schicht

- **Unterhaut**

Einen Schutzwall gegen Druck und Stöße bildet die Unterhaut (Subcutis) aus lockerem Bindegewebe. Wie stark die Unterhaut ist, hängt ganz von Erbanlagen, Alter, Geschlecht, körperlicher Beanspruchung und den aufgenommenen Nährstoffen ab. Die Unterhaut dient dem Wärmeschutz, als Nährstoffreserve und Wasserspeicher. Bei der Cellulitis oder „Orangenhaut" – vor allem an Oberarmen, Gesäß und Oberschenkeln – ist die Bindegewebshaut locker und mit vielen Fettzellen versehen.

- **Lederhaut**

Ein Geflecht aus Bindegewebsbündeln und Fasern, die der Haut Elastizität und Festigkeit geben, stellt die Lederhaut dar (Dermis, Eorium). Das dichte Netz an Blutgefäßen darin übernimmt die Durchblutung und Wärmeregulierung. Ob Kälte oder Hitze, ob Trockenheit oder Nässe – in jedem Quadratzentimeter Haut sorgen rund 5 000 Sinneskörperchen und 200 Schmerzrezeptoren als Druck- und Kältepunkte für Impulse an den Organismus, insbesondere das Gehirn.
Im erwachsenen Körper zirkulieren etwa 5 bis 6 l Blut, ein Viertel davon ständig in der Haut. Auf diese Weise werden wichtige Nährstoffe für die Bildung der Hautzellen und die Aufrechterhaltung der Hautfunktionen geliefert.
Auch Schweißdrüsen, Talgdrüsen und die Haarwurzeln werden in der Lederhaut gebildet. Schweißdrüsen schwitzen mit steigender Körpertemperatur Feuchtigkeit durch feinste Kanäle an die Oberfläche aus. Haare nähern sich der Außenwelt aus der Lederhaut, leicht schräg eingebettet in Talgdrüsen. Weitere selbstständige Talgdrüsen geben durch dünne Kanäle, die in den Poren enden, Talg an die Hautoberfläche ab.

- **Oberhaut**

Als eigentliche Schutzschicht, die uns vor Umwelteinflüssen bewahrt, dient die Oberhaut (Hornhaut oder Epidermis). Da sie selbst keine Blutgefäße enthält, wird sie durch die Lederhaut versorgt. Veränderungen im Blut können dabei eine umgebildete Hautzellenproduktion bewirken.

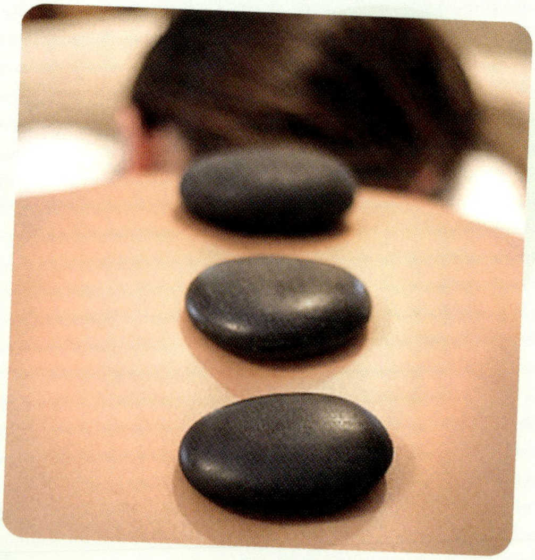

Die sehr dünne Epidermis wird wiederum aus vier Lagen aufgebaut:

- Die unterste Schicht ist die Keimzellschicht (Basalzellschicht). Sie besteht aus Mutterzellen, die durch die ständige Zufuhr von Nährstoffen, Vitaminen und Aufbaustoffen laufend neue Hautzellen ausbilden. Die Tochterzellen werden nach oben gedrückt und verhornen dabei.
- Die Zellschicht liegt als Barriere und Membran zwischen lebenden, wasserreichen Zellen und der „toten" Hornschicht.
- Als lamellenartig übereinanderliegende Hornplättchen sind die Hornzellen dort zunächst verkittet und werden, durch Bewegung und Reinigung, als einzelne Hornzellen in die Abschilferungsschicht abgestoßen. Die Hornzellen besitzen keine Zellmembran mehr, sondern eine Hornhülle aus Proteinen, die Wasser binden kann (Natural Moisturizing Factor).
- Die Hornschicht macht die Haut undurchlässig für viele physikalische und chemische Einwirkungen. Je nach Lichteinwirkung und mechanischer Beanspruchung (Fußsohlen!) ist sie unterschiedlich dick ausgebildet.

Tipp

28 Tage lebt eine Zelle von ihrer Entstehung bis zur Abstoßung als Hornschuppe. Bei Schuppenflechte und Ekzemen ist dieser Zyklus auf maximal fünf Tage verkürzt und auch unter Stress leidende Hautzellen werden bereits nach einer Woche abgestoßen. Das führt zu rascherer Zellteilung (vor allem während der Nacht) und wiederum zu rascherer Abstoßung.

Säureschutzmantel im Gleichgewicht

Über der Epidermis liegt mit dem atmungs- und verdunstungsdurchlässigen Hydrolipidfilm eine „natürliche Creme" aus Schweiß, Talg und toten Hornzellen. Er hat ein gutes Wasserbindevermögen, hält die Haut geschmeidig und schützt sie vor dem Austrocknen und vor Wind und Wetter. An der von Millionen Bakterien besiedelten Hautoberfläche bildet sich aus den vorgefundenen Nährstoffen ein saurer pH-Wert (etwa pH 5), der Krankheitserreger und Schadstoffe abwehrt.
Der Feuchtigkeitsgehalt der Epidermiszellen bewirkt ein pralles Gewebe. Wird die Hautoberfläche rau und rissig, ist das auf einen durch den verminderten Säureschutzmantel verringerten Wassergehalt zurückzuführen.
Ständiges Reinigen kann deshalb bei der Hautpflege kontraproduktiv sein. Verletzungen und Verbrennungen schädigen Ihre Haut ebenso wie scharfe Laugen und machen sie durchdringbar für Bakterien, Viren und hautfremde Stoffe.

Hautatmung

Die Hautporen als Austrittsstellen der Schweißdrüsengänge sind über den Körper verschieden stark verteilt. Dicht gesät sind sie an Handflächen, Fußsohlen und in den Achselhöhlen. Mit den täglich etwa 1,2 l Schweiß gibt die Haut als Stoffwechselorgan Schadstoffe und Schlacken ab und regelt Wasserhaushalt und Wärmeausgleich. Schwitzt der Körper, wird auf der Hautoberfläche durch Verdunstung eine Kühlung erreicht.
Durch die Aufnahme und Abgabe von Sauerstoff ist die Haut auch für die Atmung wichtig, wenn auch mit weniger als 1 % der Anteil am gesamten

Sauerstoffaustausch an der Atmung gering erscheint. Zu viel Fett an der Hautoberfläche, auch in Form von Cremes, verhindert, dass Schweiß an die Oberfläche gelangt. Der Säureschutzmantel kann sich nicht mehr bilden und die Haut kann nicht atmen.

Die verschiedenen Typen

Zwar ist der Aufbau der Haut bei allen Menschen grundsätzlich gleich, aufgrund verschiedener Faktoren wie Empfindlichkeiten, Erbanlagen, Fett- und Feuchtigkeitsgehalt, Lebensalter und Lebensumstände gibt es aber ganz unterschiedliche Hautzustände: „fettig", „trocken", „normal" oder „empfindlich" ist vor allem von der Menge und Zusammensetzung der Schweißdrüsen und der Talgproduktion sowie von der Dichte und Struktur der Hornschicht abhängig. Die individuelle Hautpflege richtet sich nach dem Hauttyp.

Hauttest

Legen Sie morgens vor dem Schminken ein dünnes Seidenpapier auf das gereinigte Gesicht und drücken Sie es vorsichtig an. Wenn Sie es wegheben, haben Sie ein Abbild Ihres Hauttyps: Fettflecken auf der ganzen Fläche bedeuten fettige Haut, T-förmige Flecken Mischhaut, und sehen Sie darauf gar nichts, liegt normale oder trockene Haut vor.

Die normale Haut

Die Sekretion der Schweiß- und Talgdrüsen ist bei normaler Haut weder erhöht noch vermindert. Glatt und geschmeidig, unempfindlich, weder zu fettige noch zu trocken, gut durchblutet, mit kaum sichtbaren Poren und ganz selten mit Hautunreinheiten – solch eine problemlose, „pflegeleichte" und somit normale Haut wünscht sich wohl jeder. Bei der Pflege ist eine gründliche Reinigung wichtig, auf ein Gesichtstonikum kann aber verzichtet werden. Auch zu viel Pflege kann diesen Hauttyp aus dem Gleichgewicht bringen. Wertvolle Öle hingegen pflegen die normale Haut auf schonende Weise.

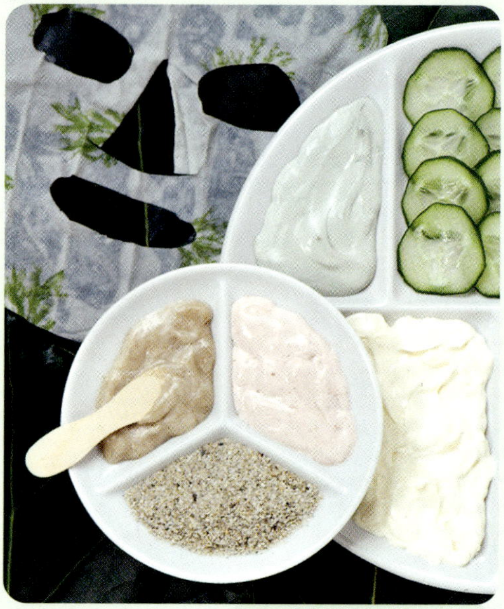

Die fettige Haut

Diese feuchtigkeitsarme Haut zeigt sich fett glänzend, großporig und schlecht durchblutet. Sie entsteht durch vermehrte Talgproduktion, die durch den Hormonhaushalt des Körpers bewirkt wird. Verstopfte Poren, die sich entzünden können und dann Pickel und Mitesser verursachen, sind die Folge. Gerade junge Leute in der Pubertät neigen zu fettiger Haut. Keratin als ein wichtiger Bestandteil der

Hornschicht bildet eine stabile Schutzschicht aus. Zu viel davon führt ebenfalls zu Hautverstopfungen. Je schlechter die Haut durchblutet ist, desto fettiger wird sie. Bewegung an der frischen Luft, insbesondere bei Regen und Wind, massiert die Haut auf natürliche Weise. Auch Gesichtsmasken tun ihr gut.

Tipp

Bei fettiger Haut sollten Reinigungs- und Pflegeprodukte, die Sand enthalten, gemieden werden, denn sie zerstören den Säureschutzmantel der Haut.

Tipp

Alles, was der Haut zusätzlich Feuchtigkeit entzieht, ist nichts für trockene Haut. Scharfe, austrocknende Seifen, Wechselbäder ebenso wenig wie Gesichtsdampf- und Sonnenbäder. Die Reinigung erfolgt am besten mit Ölen, die in die Haut einmassiert und danach mit viel Wasser abgespült werden. Danach folgt eine feuchtigkeitsspendende Creme, ab und zu auch eine Maske. Vorsicht: Auch alkoholische Mittel wie Parfüm oder Gesichtswasser können trockene Haut schädigen.

Die trockene Haut

Trockene Haut ist sehr feinporig, glanzlos und so dünn und zart, dass Äderchen an den Wangen durchscheinen. Hervorgerufen wird die fett- und feuchtigkeitsarme Haut durch die Produktion von zu vielen kleieähnlichen Hautschuppen. Vor allem auf der Stirn und am Kinn schuppen sich vermehrt Hornplättchen. Auch durch verminderte Talg- und Schweißproduktion wird die Haut rau, rissig und spröde. Auf klimatische Reize reagiert sie wegen des sehr dünnen Säureschutzmantels empfindlich, oft mit einem Spannungsgefühl. Der frühzeitige Verlust der Spannkraft der Haut beschleunigt die Faltenbildung. Dieser Hauttyp neigt verstärkt zu Sonnenbrand und zu Entzündungen. Hautunreinheiten treten nicht auf.
Bei der Pflege geht es um den Ausgleich von Fett und Feuchtigkeit: z. B. mithilfe von Wasser, das man mit einigen Tropfen Zitronensaft oder Glyzerin enthärten kann.

Die Mischhaut

Die sogenannte Mischhaut ist sicher der häufigste Hauttyp. Die T-förmigen Bereiche auf der mittleren Stirn, auf Nase und Kinn zeigen meist fettige Haut und glänzen – auch in vielen Fällen mit Unreinheiten und Pickeln.
Wangen, Schläfen, seitliche Stirnpartien und Hals sind hingegen dünn, trocken, manchmal schuppig und spannen oft.
Bei der Pflege ist es wichtig, dass die trockenen Bereiche genügend Feuchtigkeit bekommen, die fettenden Hautabschnitte müssen gründlich gereinigt werden. Die richtige Pflege gleicht die Talgproduktion beider Hautpartien aus.

Die reife Haut

Je älter die Haut wird, umso mehr verliert das Bindegewebe der Lederhaut an Festigkeit. Feuchtigkeit wird in der Hornschicht schlechter gespeichert, die Talgproduktion verliert an Tempo, und auch

der Säureschutzmantel fehlt dadurch fast völlig. Die Haut wird dünner, rauer, trockener, weniger straff und elastisch. Abbauprozesse lassen zunehmend Falten entstehen, zunächst um die Augen und an der Stirn. Mit der hormonellen Umstellung im Körper verlangsamen sich Zellteilung, Durchblutung und Kollagenproduktion, die Hautalterung geht rascher voran.
Die Pflege der reifen Haut ähnelt der für trockene Haut, bei der Feuchtigkeitsversorgung im Vordergrund steht. Wirkstoffe, die dem Alterungsprozess entgegenwirken und „Reparaturarbeit" leisten, sind Antioxidanzien wie Vitamin C und E, Vitamin B_3, Niacin sowie Aminopeptide (körpereigene Eiweißbausteine).
Gut tun auch Massagen, weil sie Blutzirkulation und Stoffwechselkreislauf der Haut anregen. Kräuterkompressen (siehe Seite 48) machen die Haut empfänglich für pflegende Stoffe. Abgestorbene Hautzellen entfernen Sie am besten mit Reinigungsmilch. Auch das regt den Stoffwechsel der Haut an.

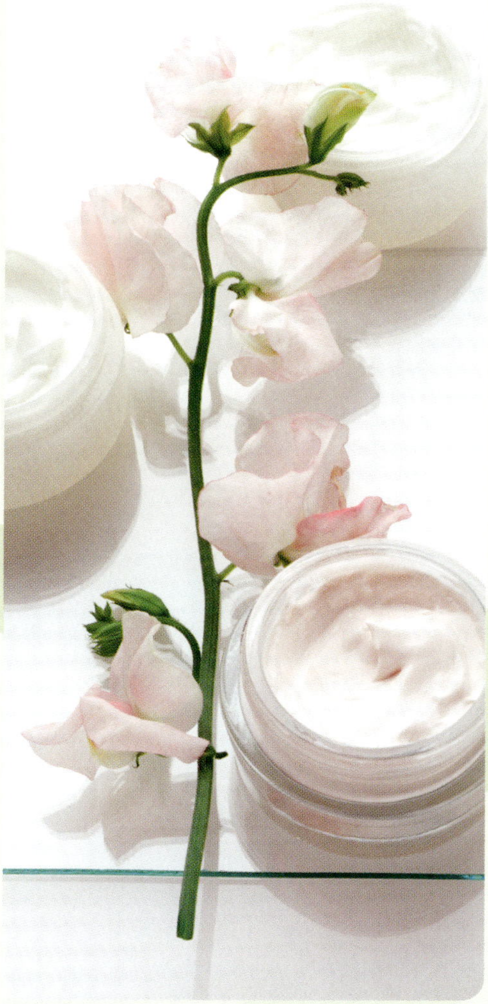

Tipp

„Altersflecken" sind Pigmentanhäufungen, die sich gern an Handrücken, Wangen und Schläfen zeigen und wahrscheinlich auf eine Unterversorgung des Organismus mit essenziellen Fettsäuren wie Linolsäure gründen. Gegen dieses Zeichen für vorhandene Zellschädigungen sollen Vollkornprodukte und hochwertige Pflanzenöle als Bestandteil der täglichen Nahrung vorbeugend wirken.

Die Problemhaut

Warme bis heiße Entzündungen, die schmerzen und jucken, sind oftmals auf Überempfindlichkeiten zurückzuführen. Kratzen oder Drücken verschlimmert den Zustand der Haut. Coolpacks helfen kurzfristig, langfristig liegt der Ansatz zur Verbesserung im seelischen Bereich. Sanft wirkende Substanzen helfen darüber hinaus, den Säureschutzmantel zu stärken und die eigene Abwehr zu kräftigen.

Couperose-Haut

Rötungen, Bläschen, verstopfte Poren, Entzündungen, Blutstau, Schuppen oder verminderte Durchblutung – oft ist die hypersensible Haut eine Reaktion der Haut auf Anspannungen jeder Art. Alarmstufe Rot heißt es, wenn vor allem an den Wangen erweiterte rote Äderchen durchschimmern. Dauerhafte Rötungen bei kühler Haut sind Folge von zu viel Blut in den feinen Blutgefäßen. Aber auch auf Licht, Druck, Allergien, Textilien und Lebensmittel, Schmuck oder Kosmetika kann die Couperose-Haut gereizt reagieren. Ebenso wie auf zu viele Stresshormone, die Zeit kurz vor oder während der Menstruation und den Wechsel.

Vermeiden Sie alles, was die Durchblutung ankurbeln könnte – wie Rubbelpeelings, Thermomasken, zu viel Sonne oder Gesichtsdampfbäder. Wer in die Sauna möchte, sollte das Gesicht mit feuchten, möglichst kalten Tüchern schützen und auf der unteren Bank liegen. Auch auf Gesichtsmassagen sollte verzichtet werden. Nur die Massage nach Söbye, eine tief gehende, entstauende Druckmassage, hilft den Gefäßen sich wieder zusammenzuziehen.

Die Pflege sollte die Sauerstoffversorgung der Hautzellen steigern und damit deren gesamten Stoffwechsel verbessern.

„… so verschossen in deine Sommersprossen“

Sofern Sie ihnen nicht zugestehen wollen, dass sie besonders reizend sind, können Sie Sommersprossen mit Bleichsalben oder mit Schälkuren begegnen. Wichtig ist, vorbeugend ein Lichtschutzmittel mit höherem Faktor zu verwenden und die direkte Sonnenbestrahlung zu vermeiden. Bräunungsmittel können Sommersprossen gut überdecken.

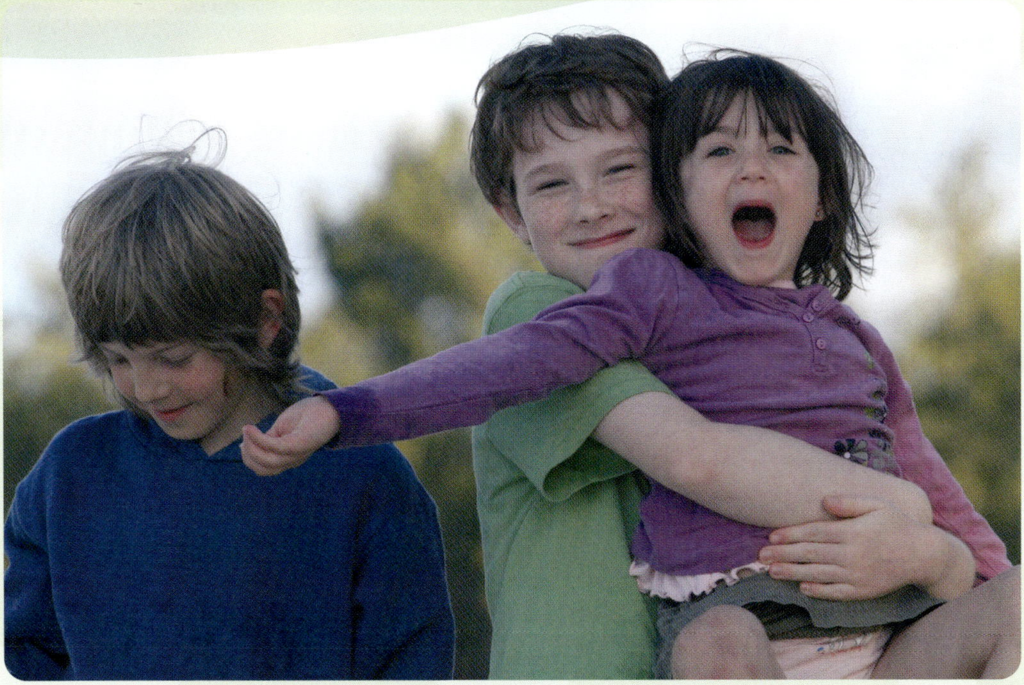

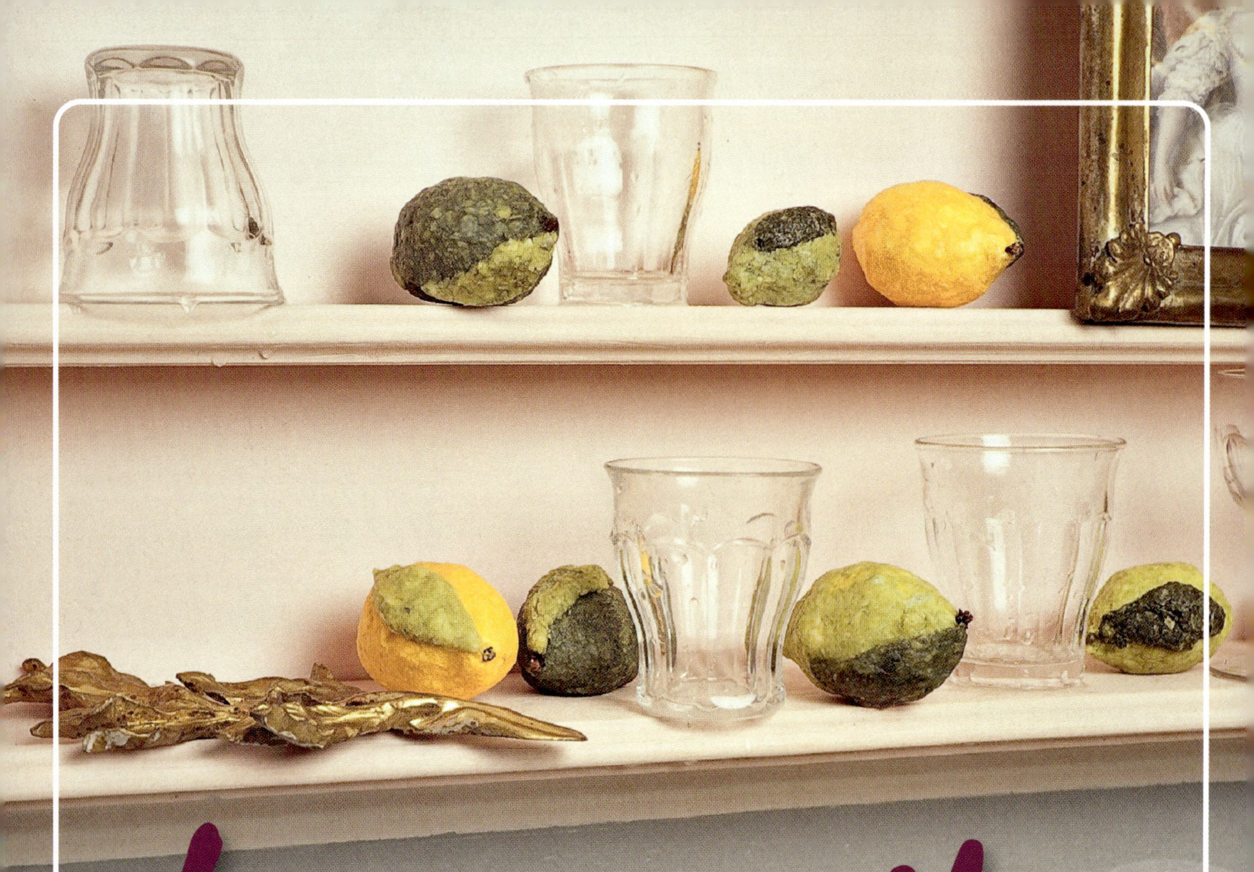

Kosmetik-Einmaleins

kosméo = ordnen, harmonisieren, schmücken

In dieser Abfolge kann der Begriff Kosmetik verstanden werden. Kosmetik bezeichnet die Schönheits- und Körperpflege beziehungsweise die Bewahrung, Wiederherstellung oder gar Verbesserung der Schönheit des menschlichen Körpers. Kosmetik, auch um des sozialen Ansehens willen, ist so alt wie die Menschheit selbst. Sie will das Äußere pflegen und verschönern. Je nach dem herrschenden Kulturverständnis soll die Alterung und die Endlichkeit des Körpers dabei weniger ins Auge stechen. Erst im 14. Jahrhundert begann man, zwischen medizinischer Behandlung bei krankhaft veränderter Haut und kosmetischer Behandlung zur Verschönerung zu unterscheiden. Im 18. Jahrhundert verbreitete sich in Frankreich die Bezeichnung „cosmétique", aber erst nach der Französischen Revolution gelangte der Begriff Kosmetik in den deutschen Sprachraum.

Naturkosmetik versus synthetische Kosmetik

Kosmetika, das sind bestimmte Substanzen, die Haut, Nägel und Haare bei äußerlicher Anwendung reinigen, stabilisieren, vitalisieren, deodorieren oder parfümieren. Mit ihrer Hilfe soll der Hautzustand erhalten bleiben oder verbessert werden. Die Haut muss vor Kälte, Staub, Nässe, Insekten und zu viel Sonnenlicht geschützt werden, wobei die Gesunderhaltung das vornehmliche Ziel ist.
Kosmetikartikel sind von jeher Gegenstände des täglichen Bedarfs. Am meisten verwendet werden sie heute aber in hoch industrialisierten Ländern Westeuropas, Nordamerikas und Japan. Anti-Aging ist dabei ein jüngerer, aber führender Bereich. Unterschieden wird zwischen dekorativer und pflegender Kosmetik. Pflegende Kosmetik widmet sich der Schönheit von Haut und Haar. Dekorative Kosmetik hingegen verändert das Aussehen mittels kosmetischer Produkte wie Make-up, dem Färben der Augenbrauen und Wimpern sowie der Maniküre und Pediküre.
War die Männerwelt bislang eher an Rasierprodukten interessiert, ist heute auch die dekorative Kosmetik längst nicht mehr nur den Frauen vorbehalten. Ein gepflegtes Äußeres macht schließlich sympathisch und erleichtert das Zusammenleben, selbst wenn man jemanden sprichwörtlich nicht riechen kann. Nicht zuletzt hilft uns ein gefälliges Spiegelbild dabei, uns in unserer Haut wohlzufühlen.

Naturkosmetik unter der Lupe

Manche Angaben auf den Kosmetikverpackungen beunruhigen: Emulgatoren, Filmbildner, Konservierungs- und Farbstoffe, selbst Formaldehyd-Abspalter werden zur Konservierung eingesetzt. Was viele Verbraucher als nicht gesund erachten, darf mitunter selbst bei im Handel erhältlicher Naturkosmetik nicht fehlen, denn auch bei natürlichen Produkten müssen Qualitätsstandards und gesetzliche Bestimmungen eingehalten werden.

Vor- und Nachteile kennen

Bis auf wenige Ausnahmen darf Naturkosmetik nur Stoffe pflanzlichen, tierischen oder mineralischen Ursprungs enthalten, und zu deren Gewinnung und Verarbeitung dürfen nur bestimmte Verfahren herangezogen werden. Gentechnisch veränderte oder hergestellte Inhaltsstoffe wie etwa Hyaluronsäure haben in der Naturkosmetik nichts verloren. Der Vorteil der

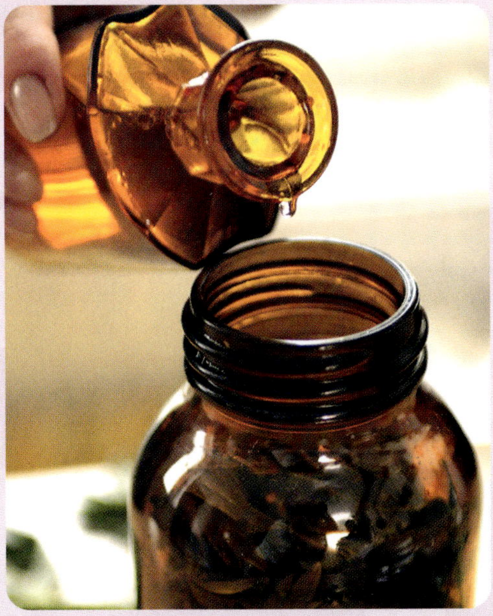

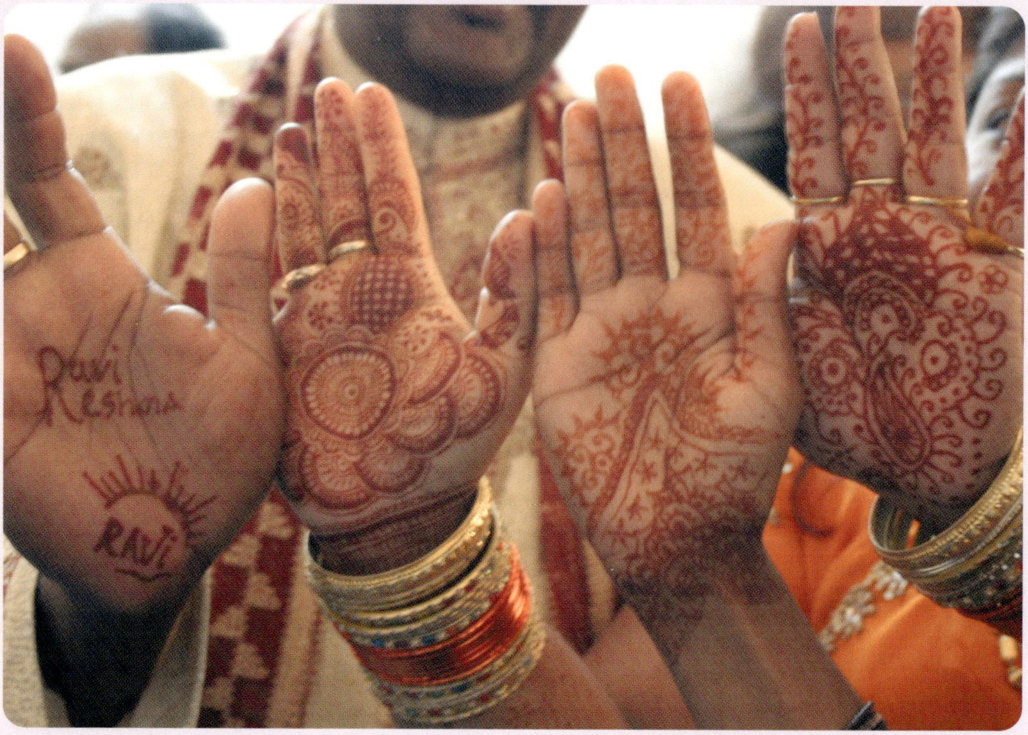

Naturkosmetik liegt aber auch in den Rezepturen, die meistens frei von Stoffen sind, die nur dem Produkt nützen, der Haut aber schaden können.

Viele Hautspezialisten sehen in synthetischer Kosmetik keine Gefahr. Der Vorteil dieser Produkte liegt darin, dass synthetisch produzierte Inhaltsstoffe exakt mess- und kontrollierbar sind. Nicht alles, was synthetisch ist, ist also schlecht, und auch Naturkosmetik ist unter Umständen nicht frei von Schadstoffen.

Konservierung

Hoch dosierte ätherische Öle werden häufig zur Konservierung eingesetzt, die bei empfindlichen Menschen zu Unverträglichkeiten führen können. Sie gelten nach dem Gesetz als Duftstoffe. Naturkosmetikprodukte dürfen im Handel als „konservierungsmittelfrei" verkauft werden.

Tipp

Wenig oder natürlich konservierte Produkte finden Sie im Handel übrigens meist in Tuben oder Flakons mit kleinen Öffnungen. Nicht ohne Grund, denn dadurch ist das Produkt nicht so schnell der Oxidation durch Luftsauerstoff und Bakterien ausgesetzt – die Creme oder Lotion hält länger. Auch bei selbst gerührten Cremes gilt vor allem eines: Auf die Sauberkeit kommt es an!

Vorsicht bei Allergien

Natürliche Produkte werden als unschädlich und mild eingestuft. Nicht übersehen werden darf dabei aber, dass die Natur selbst auch die stärksten Gifte liefert und auch Allergien auslösende und hautreizende Substanzen hervorbringt.
Natürliche Öle und Pflanzenextrakte sollten außerdem unbedingt aus biologisch kontrolliertem Anbau stammen und keine Rückstände an Pestiziden, Schwermetallen und Düngemitteln enthalten.
Allergiker sollten beim Gebrauch von Naturkosmetik immer erst einmal testen, wie ihre Haut reagiert. Generell gilt: Je weniger Inhaltsstoffe in einem Produkt enthalten sind, desto leichter lassen sich Allergien abgrenzen. Zusammengesetzte Pflanzenextrakte variieren in ihrer Wirkung außerdem je nach Herkunft und Erntejahr.

Die Internationale Nomenklatur für kosmetische Inhaltsstoffe INCI listet weltweit über 600 Pflanzenwirkstoffe auf, um Kosmetikpräparate im Handel genau zu definieren. Dazu zählen ätherische Öle, fette Öle, Gerbstoffe, Schleimstoffe oder Stärke. Durch strenge Reinheitsanforderungen und Erfordernisse des Marktes werden viele dieser Pflanzenwirkstoffe für den Handel heute synthetisch im Labor nachgebaut.
Auch das Tierreich liefert zahlreiche Kosmetikrohstoffe wie Eiweiß, Gelatine, Hirschtalg, Honig, Lebertran, Schweineschmalz, Wachs oder Wollwachs.

Deklarierung

Naturkosmetika müssen laut Lebensmittelverordnung ausschließlich aus Naturstoffen bestehen. „Kosmetik mit Naturstoffen“ darf auch unter Verwendung nicht natürlicher Inhaltsstoffe hergestellt werden.

Hinweis

Das vorliegende Buch ist sorgfältig erarbeitet worden. Dennoch erfolgen alle Angaben ohne Gewähr. Weder Autorin noch Verlag können für eventuelle Nachteile oder Schäden, die aus den im Buch gemachten praktischen Hinweisen resultieren könnten, eine Haftung übernehmen. Unerwünschte Wirkungen können sein: Hautirritationen, Allergien und Mitesserbildung.
Bei fototoxischen und fotoallergischen Reaktionen kommt es erst in Verbindung mit UV-Strahlung zu unerwünschten Hautreaktionen.
Bei besonderen Hautproblemen halten Sie bitte Rücksprache mit einem Facharzt, ob die Symptome nicht auf einer Erkrankung beruhen. Insbesondere Muttermale oder starke Pigmentflecken müssen jährlich von einem Hautarzt kontrolliert werden. Hautkrankheiten sollten Sie in keinem Fall selbst behandeln – auch nicht mit natürlichen Pflegemitteln!

Inhaltsstoffe

Gerb- und Schleimstoffe

Durch Gerbstoffe verbinden sich Eiweißmoleküle von Haut und Schleimhaut zu einer Schutzschicht. Die Haut wird gewissermaßen gegerbt. Bei übermäßiger Schweißbildung, Frostschäden, Verbrennungen und Entzündungen wirken Gerbstoffe zusammenziehend (adstringierend), bei Zahnfleischbluten werden Blutgefäße abgedichtet. Eichenrinde, Hamamelisblätter, Salbeiblätter und Schwarzer Tee haben einen hohen Gerbstoffanteil. Schleimstoffe sind Verbindungen, die mit Wasser quellen. Sie wirken reizlindernd, hautschützend und beruhigend. Eibischwurzeln und -blätter, Linden- sowie Malvenblüten enthalten viele Schleimstoffe. Insbesondere Pflanzenteile, die Schleimstoffe enthalten, müssen trocken und vor Licht und Feuchtigkeit geschützt gelagert werden.

Öle und Fette

Fette sind bei Normaltemperatur fest, fette Öle dagegen flüssig. Beide sind Verbindungen (Ester) aus Glyzerin und Fettsäuren. Laugen spalten diese Verbindung in Glyzerin und Seife (Verseifung). Es gibt tierische, mineralische und pflanzliche Fette beziehungsweise fette Öle. Fette Öle duften weniger intensiv und aromatisch als ätherische Öle und hinterlassen bei Zimmertemperatur einen bleibenden Fettfleck auf Filterpapier.
Fette und fette Öle dienen den Pflanzen als Reservestoff und sind meist in Samen und Früchten enthalten. In der Kosmetik finden Öle von Avocado, Distel, Erdnuss,

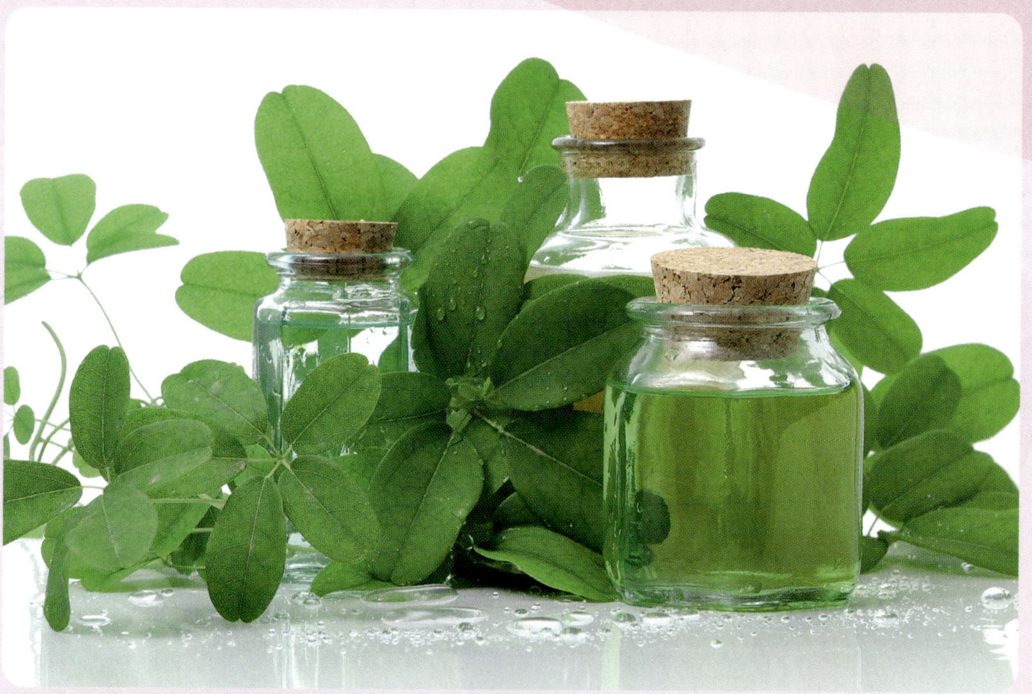

Hagebutte, Hanf, Macadamianuss, Mandel, Olive, Rose, Sesam, Soja, Traubenkern, Weizenkeim oder Rizinus u.v.m. Verwendung. Zur Gewinnung werden sie zerkleinert und zwischen kalten oder schwach erwärmten Platten ausgepresst.

Fette und fette Öle sind anders aufgebaut als ätherische Öle. Sie enthalten verschiedenste Wirkstoffe, auf deren Eigenschaften Sie bei der Verwendung und Konservierung durch Emulgatoren und Konservierungsmittel achten müssen. Je höher der Anteil der ungesättigten Fettsäuren, desto schneller können fette Öle ranzig werden. Mehr gesättigte Fettsäuren machen sie stabiler. Gelagert werden alle Öle kühl, vor Licht geschützt und dicht verschlossen.

Ätherische Öle

Die „Seele“ einer Pflanze sind ihre ätherischen Öle, die rein wissenschaftlich gesehen zur Erfüllung biologischer Aufgaben da sind: Der Schutz vor Schädlingen, das Minimieren von Mikroorganismen und das Anlocken von Insekten zum Bestäuben der Pflanze liegen in den „duftenden“ Stoffen verborgen. Meist handelt es sich um ein Gemisch aus verschiedenen Stoffen, die in den Zellen von Blüten, Blättern und Früchten, seltener auch Wurzeln enthalten sind. Die Öle besitzen einen niedrigen Siedepunkt.
Als stark flüchtige Substanzen machen sich ätherische Öle schnell vom Fleck. So schnell, dass sie rückstandsfrei von einem Filterpapier verduften. Ihre intensiven Düfte wirken – ob stimulierend oder beruhigend – wohltuend auf die Seele.

Damit sie nicht reizen, sollten ätherische Öle aber nur verdünnt auf die Haut kommen. Auch der jeweils charakteristische Duft wirkt unverdünnt oft zu intensiv. Auf Allergien getestet müssen ätherische Öle auch Licht- und Sonneneinstrahlung standhalten. Eine Vielzahl wird heute synthetisch hergestellt.

Einige ätherische Öle stammen ursprünglich auch von Tieren: Ambra (Pottwal), Castoreum (Bibergeil) oder Moschus (Moschushirsch).

Verwendung atherischer Öle:

- In Bädern und für Einreibungen zur besseren Hautdurchblutung oder Muskelentspannung (Minze, Kamille)
- Als Zusätze zum Desinfizieren des Mund- und Rachenraums (Salbei, Thymian)
- Bei Entzündungen
- Als natürliche Mittel zur Insektenabwehr (Zeder, Nelken)
- Luftverbessernd für Duftlampen, Raumsprays oder in offenen Wasserschalen (Eukalyptus, Kiefernnadel, Latschenkiefer, Wacholder)
- Als Schleimlöser dienen ebenfalls ätherische Öle: z. B. Anis, Fenchel, Salbei, Thymian
- Zur Beruhigung der Haut (Baldrian-, Melisse- oder Lavendelöl)
- Vorsicht: hautreizend bei Kleinkindern!

Ölgewinnung

Nach der Ernte erfolgt die möglichst rasche Weiterverarbeitung, für die über Jahrtausende verschiedene Methoden entwickelt wurden:

Tee ist wohl die älteste und bekannteste Form, Duft- und Geschmacksstoffe aus einer Pflanze zu gewinnen.

Tipp

Aus Pflanzenteilen, die sich unter hohen Temperaturen nicht verändern, können Sie ein Hydrolat mit einer neuen Espressokanne gewinnen. Unten kommt Wasser hinein, in den Filter so viele Pflanzenteile wie möglich. Lassen Sie das Ganze zwei- bis dreimal hintereinander hochkochen. Das Hydrolat kann in Eiskugelbeutel eingefroren und bei Bedarf entnommen werden.

Wasserdampfdestillation

Die gängigste Methode zur Duftölgewinnung ist heute die Destillation mit Wasserdampf oder flüchtigen Lösungsmitteln. Dabei werden meist getrocknete Pflanzen zerkleinert, um die Oberfläche für die austretenden Öle zu erhöhen, und auf einen Rost gegeben. Von unten lässt man das Lösungsmittel aufsteigen, das die enthaltenen Öltröpfchen löst und an sich bindet. Hoher Druck und extreme Hitze bringen mehr Ertrag, aber schlechteres Öl. Ein optimales Ergebnis wird erreicht, wenn für die Destillation weniger Druck und eine schwächere Temperatur, dafür aber viel Zeit aufgewendet wird. Der Wasserdampf mit dem gebundenen Öl gelangt über ein gekühltes Rohr in ein Auffanggefäß. Da das Öl leichter ist, schwimmt es oben und braucht nur noch abgeschöpft zu werden. Wird nicht gepanscht und gestreckt, sind die so gewonnenen von Öle ausgezeichneter Güte.

Kaltpressung

Durch Expression (Kaltpressung) werden vor allem nicht lange haltbare Zitrusöle gewonnen, bei denen sich die ätherischen Öle in kleinen Drüsen der Fruchtschale befinden. Bevorzugt verwendet man unreife Früchte, die besonders viel Öl enthalten. Beim maschinellen Verfahren hilft Wasser, die ätherischen Öle gänzlich aus der dicken Zitrusschale zu ziehen. Danach wird wieder Wasser und Öl voneinander getrennt. Zitronen, Mandarinen, Orangen und Grapefruitöl sollten stets aus biologischem Anbau stammen.
Einige Pflanzen sind sehr ergiebig, wie etwa der Orangenbaum. Das eigentliche Orangenöl ist die Ausbeute aus den Fruchtschalen, Neroliöl wird aus seinen Blüten, Petitgrainöl aus Blättern und Zweigen gewonnen.

Enfleurage

Bei der wenig ergiebigen Enfleurage wird der Duftstoffextrakt mithilfe tierischer Fette gewonnen, was in Europa bereits der Parfümgeschichte angehört. Lediglich bei feinen Blütenölen, die schwer zu isolieren sind, nutzt man sie noch regelmäßig. Bei diesem Verfahren wird eine Glasplatte mit Fett bestrichen, auf die immer wieder frische Blütenblätter gedrückt werden. Das Fett nimmt, bis zur Sättigung, den Duftanteil aus den Blüten auf. Danach werden die Duftstoffe mit Alkohol herausgelöst, der anschließend durch Verdampfen wieder entfernt wird.

Parfüm

Durch die heute überall angewandte Methode der Extraktion mit flüchtigen Lösungsmitteln (z. B. Alkoholether) werden aus frischen Pflanzenteilen wie Blüten und Blättern außer dem Duftstoff auch Wachse und Farbstoffe extrahiert. Nach Abdampfen des Lösungsmittels erhält man die „Essence concrete“, eine salbenartige bis feste Wachsmasse, die in Seifenparfüms verwendet wird. Nach der Weiterbehandlung mit Alkohol, bei der die Wachse entzogen werden, entsteht als Endprodukt die qualitativ hochwertige „Essence absolue“. Sie ist wegen ihrer geringen Ausbeute entsprechend kostbar und wird teuer gehandelt. Als Parfüm wird nur das „Extrait“ bezeichnet, der höchste Anteil von Duftessenz im Lösungsmittel Alkohol. Alle niedrigeren Verdünnungsgrade werden „Eau“ (Wasser) genannt, obwohl sie hauptsächlich aus Alkohol bestehen.

Parfüms sind konzentrierte Lösungen aus einer Mischung von Riech- oder Duftstoffen in einem neutralen Lösungsmittel, im Normalfall Ethanol mit einer Menge Duftnotenrichtungen wie z. B. fruchtig, koniferig, herb, balsamisch oder frisch. Verdunstet das Lösungsmittel, bleiben die darin gelösten Stoffe auf der Haut kleben und werden je nach Erwärmung der Haut duftend abgegeben an die Umgebung.

Duftwasser

- Eau de Cologne (Kölnischwasser)
  3–5 % Parfümextraktanteil
- Eau de Toilette
  4–8 % Parfümextraktanteil
- Eau de Parfum (Parfum de Toilette)
  8–15 % Parfümextraktanteil
- Extrait/Extrakt
  Parfüm in höchster Konzentration

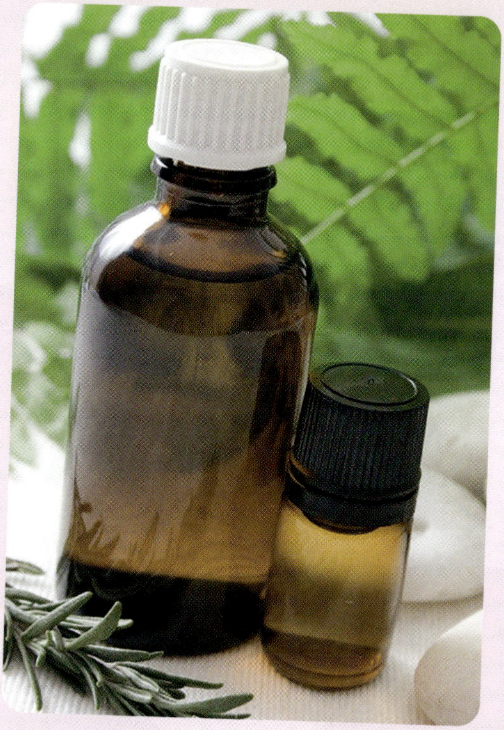

Was Sie beim Umgang mit ätherischen Ölen beachten müssen

- Kaufen Sie nur hochwertige ätherische Öle, die im Unterschied zu fetten Ölen ohne Rückstände verdunsten.
- Haltbarkeitsdatum: Beim Zerfall der ätherischen Öle können giftige Verbindungen entstehen. Die Lagerung an einem dunklen und kühlen Ort in luftdichtem Behälter ist entscheidend.
- Öle nur verdünnt mit Wasser oder Trägeröl verwenden.
- Vorsicht, Feuer! Kein unverdünntes Öl in eine offene Flamme oder den Saunaofen träufeln.
- Nicht zu viel Öl verwenden. Die empfohlene Menge ist stets als Gesamtmenge gemeint (auch bei mehreren Ölen).
- Außer Reichweite von Kindern aufbewahren! Bei Kindern verwenden Sie die

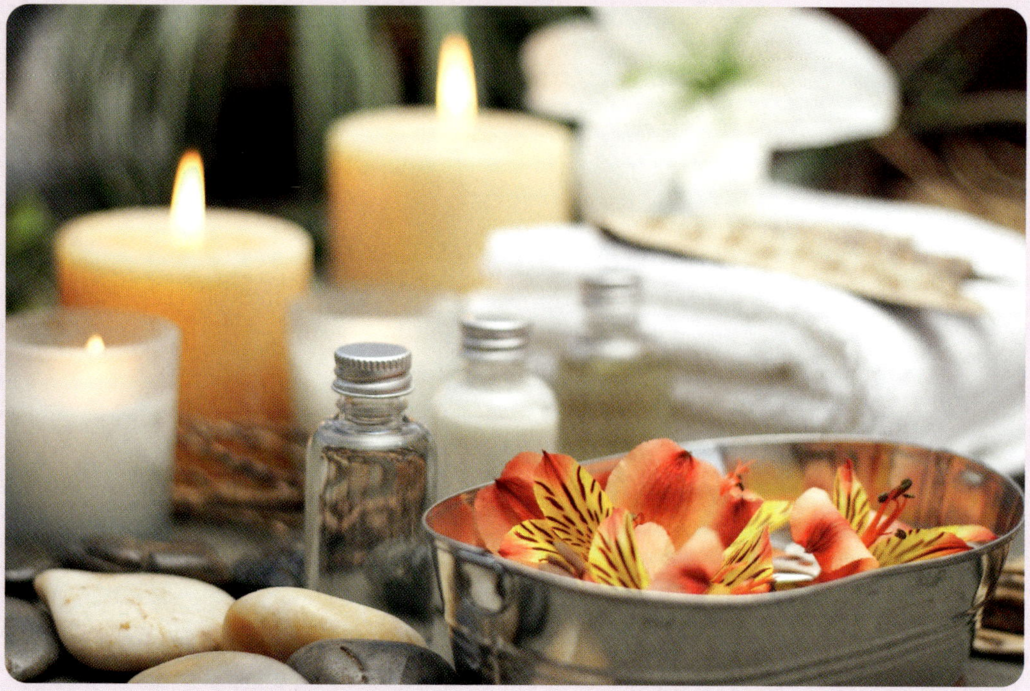

Hälfte der angegebenen Menge. Kleinkinder und Schwangere sollten ohne Rücksprache mit einem Apotheker oder Arzt keine Aromatherapie machen.

- Vorsicht im Umgang mit ätherischen Ölen gilt auch für Allergiker, Asthmatiker und Epileptiker.
- Welche ätherischen Öle auch für die innerliche Anwendung geeignet sind, sprechen Sie am besten mit Ihrem Arzt oder Apotheker ab.

Wachse

Wachse werden im Vergleich zu Ölen selten ranzig. Auch sie werden von der Haut gut vertragen und sind daher beliebte Salben- und Cremegrundlagen.

- Bienenwachs wird zur Anfertigung von Salben und kosmetischen Cremes verwendet.
- Jojobaöl ist das kalt gepresste, leicht gelbliche, klare, flüssige Wachs aus den Samen einer immergrünen Wüstenpflanze Nordamerikas. Es schützt und pflegt die Haut. Als Wachs macht es die Haut ohne Fettfilm geschmeidig. Es ist stabil gegen Ranzigwerden und extreme Hitze.
- Lanette N (Lanettewachse SX) ist als emulgierender Cetylstearylalkohol Bestandteil wasserliebender Salben (30 Teile Cetylstearylalkohol, 35 Teile Paraffin und 35 Teile Vaselin).
- Paraffin ist ein Produkt des Erdöls, ein Kohlenwasserstoff. Es wird in Reinigungsprodukten und Körperölen verwendet.
- Walrat-Ersatz ist ein Konsistenzgeber.
- Wollwachs ist ein tierisches, salbenartiges, wasserfreies Fett, ist geruchsneutraler Bestandteil von Lanolin und dient als Salbengrundlage.

- Lanolin ist ein wasserhaltiges Wollwachs, kann wie Wollwachs - ohne Zusatz eines Emulgators - große Mengen an Wasser binden. Es bildet eine reizlose, fetthaltige Salbengrundlage, die nicht so schnell ranzig wird wie andere tierische Fette.

Wirkstoffe

In der Kosmetik gibt es eine Unmenge von Wirkstoffen, die den Produkten zugesetzt werden können. Sie alle verbessern und verstärken die pflegenden Eigenschaften.
Propolis: Ein Produkt, das von Bienen geliefert wird. Propolis wirkt u. a. antibakteriell und antioxidativ, durchblutungsfördernd und heilend und enthält z. B. Wachse, Harze, Aminosäuren und Vitamine.
Hopfenextrakt: Ein pflanzlicher Wirkstoff, der straffende, stärkende, tonisierende und durchblutungsfördernde Eigenschaften hat.

Talk ist eine beliebte Pudergrundlage und wird wegen seiner sich fettig anfühlenden Eigenschaft als Gleitmittel zu Massagepuder gegeben.
Urea/Harnstoff: Feuchtigkeitsspender für fettende und trockene Hautzustände, juckreizstillend, hauterweichend, antibakteriell. Das weiße Pulver kommt zusammen mit Glyzerin bei unreiner, trockener, verhornter Haut sowie bei Akne und Neurodermitis zum Einsatz.

Vitamine

In vielen Naturkosmetikprodukten, die Sie im Handel kaufen können, sind auch Vitamine enthalten. Sie haben zum Teil erheblichen Einfluss auf die Beschaffenheit und Gesundheit der Haut. Wenn Sie Ihre Kosmetik selbst herstellen, können Sie diese Vitamine in Drogerien und Apotheken beziehen und den verschiedenen Cremes zusetzen.

Wundermittel Hopfen

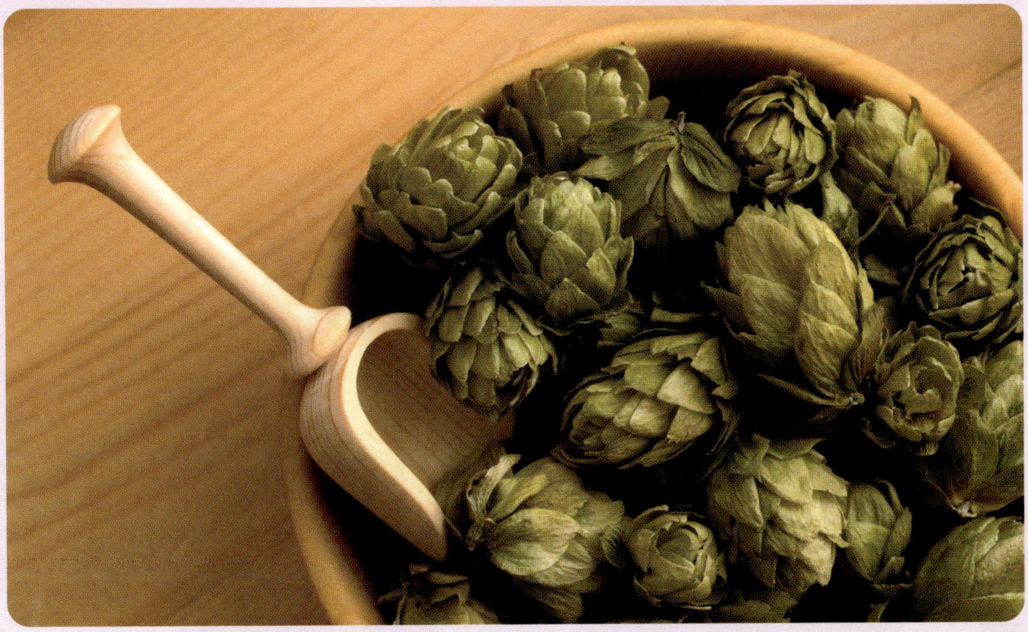

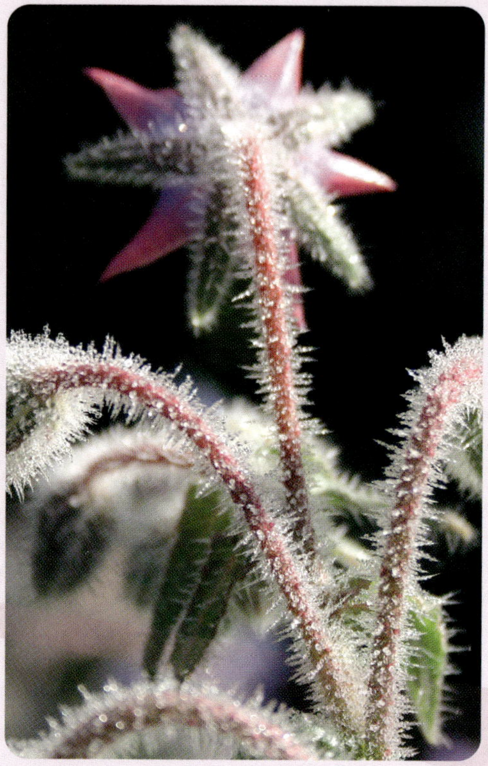

Das Öl der Borretschpflanze ist reich an Gamma-Linolensäure.

- Vitamin A (Retinol): Der beste Anti-Aging-Wirkstoff ist ein klares gelbes Öl. Tröpfchenweise verwendet, reguliert es die Talgdrüsentätigkeit, hemmt den Abbau von Kollagen, verbessert die Hautdichte und glättet intensiv.
- Vitamin B_5 (D-Panthenol): Ein Feuchtigkeitsbinder und entzündungshemmender Wirkstoff für jeden Hautzustand mit geweberegenerierenden Eigenschaften. In Haut und Haaren ist D-Panthenol tief wirksam.
- Vitamin B_3 (Niacinamid): Kombiniert mit den Radikalfängern Vitamin C und E verzögert Niacinamid vorzeitige Hautalterung, schützt die Haut vor Austrocknung, Verhornung und Abschuppung.
- Vitamin C (Ascorbinsäure): Das pulverförmige, wasserlösliche Vitamin verhindert in Kombination mit Vitamin E Altersflecken und wirkt besonders bei Entzündungen, fettender Haut sowie Akne.
- Vitamin E (Tocopherol): Ein flüssiges Feuchthaltemittel, wirkt stabilisierend auf Hormone und Enzyme, die auch in der Haut vorhanden sind.

Essenzielle Fettsäure

Vitamin F gehört als essenzielle Fettsäure für die Wissenschaft nicht mehr zu den Vitaminen. Es ist wesentlicher Bestandteil des Hauttalges.
Die am häufigsten vorkommende essenzielle Fettsäure ist die Linolsäure, und hierunter ist wiederum die Gamma-Linolensäure besonders wertvoll für die Haut. In Nachtkerzenöl ist z. B. 8–10 % Gamma-Linolensäure enthalten, in Johannisbeerkernöl 13–20 % und in Borretschöl 22–30 %.

Tipp

Vitamine am besten immer kühl und dunkel aufbewahren!

Weitere Zusatzstoffe

Zinkoxid ist ein weißes Pulver. Es hat eine stark trocknende, feuchtigkeitsaufsaugende Wirkung.
Zinkpyrithion ist antibakteriell und gegen Pilze wirksam. Zum Einsatz kommt der Wirkstoff bei Schuppen, Schuppenflechte und Fußpilz.

Salben, Pasten, Cremes – wo liegt der Unterschied?

Häufig wird der Begriff Salbe als Überbegriff für Cremes, Salben, Gele und Pasten verwendet, der Unterschied liegt jedoch in der Zusammensetzung und in der Streichfähigkeit der Produkte.

Salben bestehen aus einer fettigen Grundlage und natürlich oder synthetisch hergestellten Stoffen. Man unterscheidet einphasige Salben, z. B. Vaseline, und mehrphasige Salben, die Wasser-in-Öl-Emulsionen. Verschiedene Wirkstoffe können zusätzlich eingearbeitet werden.
Gel wird völlig fettfrei zubereitet – aus Quellstoffen und Wasser, in dem die Wirkstoffe gelöst sind. Pflanzliche Gelbildner sind Agar-Agar, Caraageen, Guarkernmehl, Pektin, Stärke oder Traganth. Wird Guarkernmehl in der Wasserphase (siehe Seite 37) kurz aufgekocht, geliert es rascher aus, Xanthan wird zusammen mit Alkohol verwendet.
Pasten enthalten im Gegensatz zu Salben mehr feste, pulverförmige Stoffe und sind schwerer streichfähig.
Cremes sind Öl-in-Wasser-Emulsionen oder auch Wasser-in-Öl-Emulsionen. Sie enthalten aber weniger Fett als Salben. Cremes für den Sommer sind dabei eher wasserhaltig, Cremes für den Winter fetthaltiger.

Emulgatoren

Fett und Wasser verbinden sich nicht. Deshalb werden Emulgatoren für alle Emulsionen benötigt. Sie zerlegen Fett in kleinste Teile, die sich mit Wasser in einer haltbaren Mischung verbinden. Damit sich Fett- und Wasserphase nicht mehr voneinander lösen, müssen bindende Emulgatoren bei der Zubereitung einer Creme erwärmt und dabei ständig gerührt werden.
Es gibt verschiedene Emulgatoren, die flüssig (meist für Badeöle und Coldcreams) und fest sein können. Eine wichtige Gruppe dieser kleinen Helfer sind die Lecithine. Dazu gehören die - Liposome, die wasserlösliche Wirkstoffe (Collagen, Feuchthaltesubstanzen, Thymusextrakte, Pflanzenextrakte oder Vitamine) durch die Hornschicht in tiefere Epidermisschichten bringen. Zu den modernen pflanzlichen Lebensmittelemulgatoren aus Palmöl gehören die reichhaltigere Lamecreme und Tegomuls für wasserhaltige Emulsionen (Vorsicht: gerinnt im sauren Bereich). Dagegen wird Emulsan für Cremes mit sauren Wirkstoffen und geringem Wassergehalt verwendet, Tween 80 aus Ölen findet in Apotheken zur Herstellung von Salben Verwendung.

Emulsionen

Sie können flüssig, milchähnlich oder halbfest sein und kommen in den meisten Kosmetikpräparaten vor. Schließlich können die in Emulsionen gelösten Wirkstoffe besser von der Haut aufgenommen werden als reine Fette und Öle.

Man unterscheidet:

- Öl-in-Wasser-Emulsionen, wenn feinste Öltröpfchen in Wasser verteilt sind (Milch),
- Wasser-in-Öl-Emulsionen, wenn Wasser in Öl verteilt ist (Butter).

Welcher Emulsionstyp verwendet wird, hängt davon ab, für welche Haut und welchen Hautzustand das kosmetische Produkt bestimmt ist. Trockene und fettarme Haut verlangt nach Wasser-in-Öl-Emulsionen als Grundlage (Nachtcreme, Regenerativcreme, Aufbaucreme oder Augencreme für untere Hautschichten), fette Haut nach Öl-in-Wasser-Emulsionen (Tagescreme, Tagesemulsion, Körperemulsion, Sonnenschutzmilch oder Reinigungsmilch für die oberste Hornschicht). Eine Öl-in-Wasser-Emulsion ist mit Wasser leicht abwaschbar und hinterlässt keinen Fettglanz.

Was ist eine Lotion?

Bei Lotionen oder bei Schüttelmixturen wird ein fester, pulverförmiger Stoff möglichst fein in einer Flüssigkeit verteilt. Stabilisatoren verhindern ein zu schnelles Entmischen. Vor Gebrauch muss sie geschüttelt werden.

Die Konsistenzgeber

Welche Beschaffenheit eine Creme erhält, darüber entscheiden neben der verwendeten Flüssigkeitsmenge Konsistenzgeber wie Babassuöl (besonders für fettende Haut), Bienenwachs, Cetylalkohol, Gelatine, Kakaobutter (besonders für trockene Haut), Kokosfett, Lanolin, Sheabutter, Walratersatz oder Wollwachsalkohole. Meist machen sie 2-4 % der Gesamtmenge aus. Viele Konsistenzgeber wirken auch als

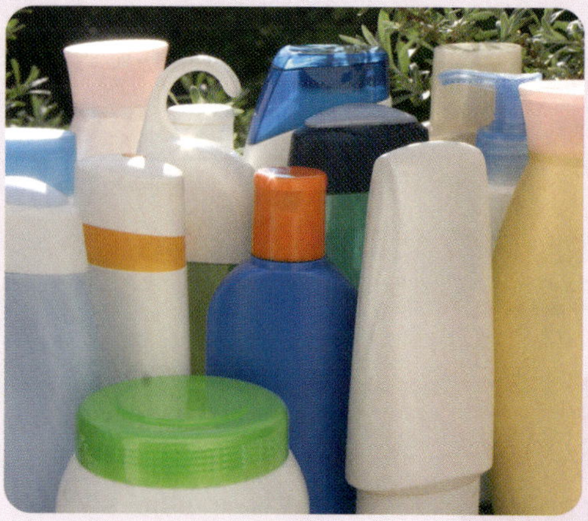

Emulgator. Ihre fette Konsistenz macht die Haut weich oder führt ihr sogar etwas Fett zu.

Je nach Rezept können Sie die verschiedenen Grundlagen, die für ein kosmetisches Produkt benötigt werden, zu Emulsionen (Cremes, Körperölen, Lotionen, Pasten, Salben, Puder, Seifen), Gelen und Lösungen (Teemischungen, Tinkturen) zubereiten. Ob nun gemischt, verrieben, extrahiert, destilliert, gepresst oder geschmolzen wird - diese wirksamen Stoffe kommen alle Ihrem Körper zugute. Die selbst hergestellten Gele, Pasten, Salben oder Cremes bestehen als streichfähige, halbfeste, homogene Mischungen aus festen oder flüssigen Wirkstoffen und einem Trägerstoff.

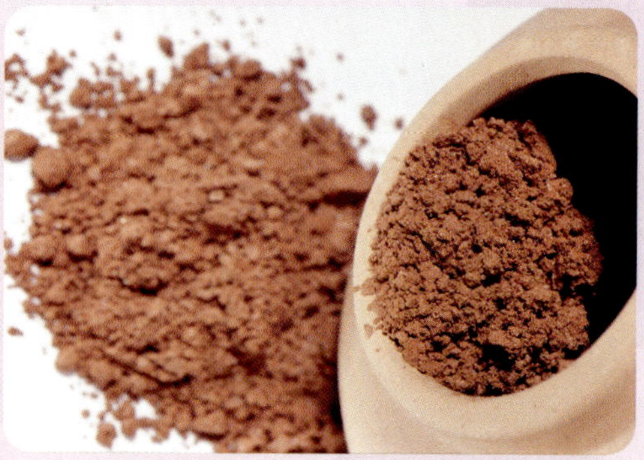

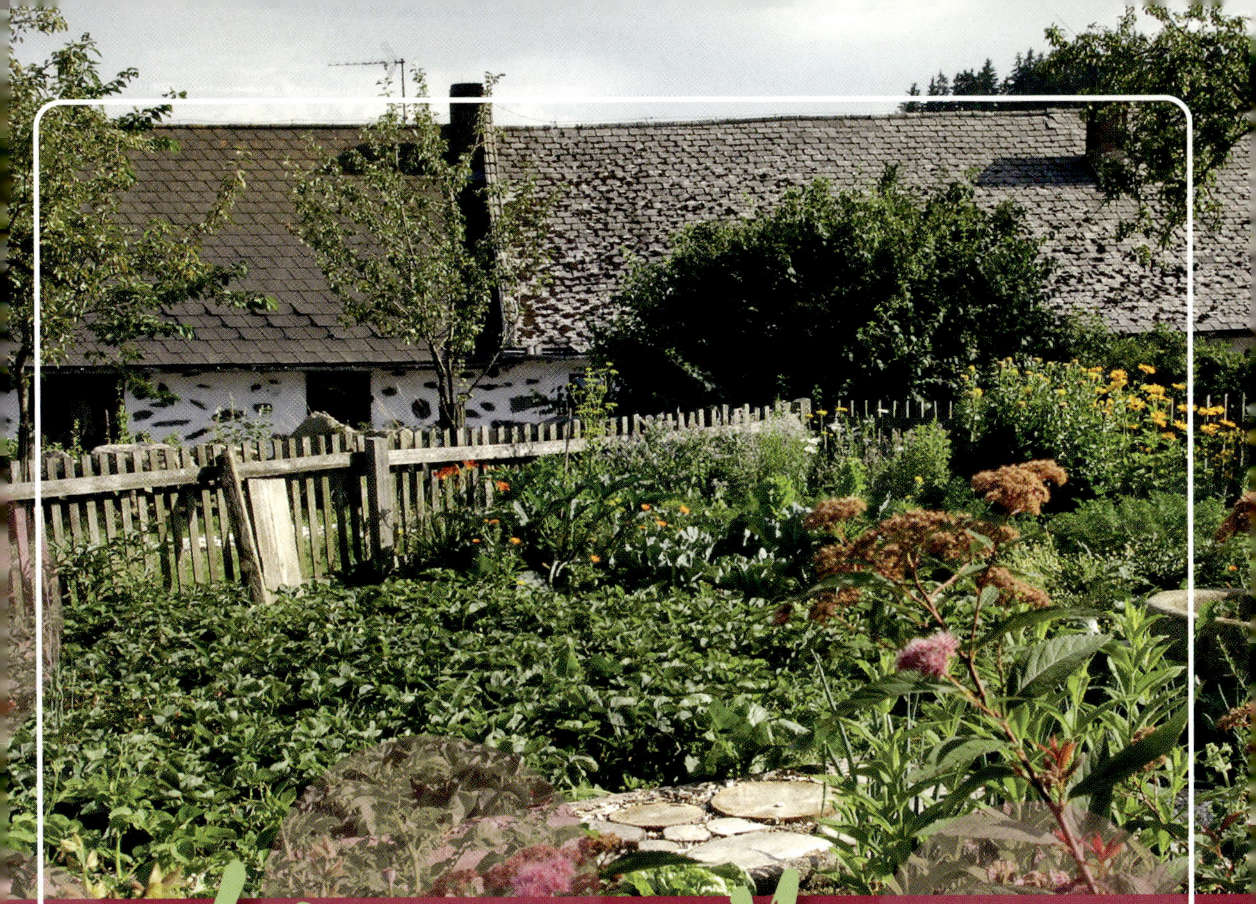

Kosmetik aus der Natur

Ihr Einsatz bitte!

Die Natur schenkt uns eine Vielfalt unterschiedlicher Stängel, Blüten und Blätter. Viele Kosmetikzutaten wachsen im Garten und werden heute – teilweise nach alten traditionellen Rezepten – zu Schönheitsmitteln verarbeitet. Erntefrisch verarbeitet, kann sich die natürliche Wirkung voll entfalten. Pflanzenauszüge werden seit Tausenden Jahren als Wirkstoffe in der Kosmetik verwendet und die Wirksamkeit vieler pflanzlicher Inhaltsstoffe ist mittlerweile sogar wissenschaftlich bewiesen. Einige der früher verwendeten Pflanzen lösen allerdings auch Allergien aus und sollten nur nach Abstimmung mit Ihrem Hautarzt angewendet werden.

Natur pur

Bei der Herstellung von Naturkosmetik ist es ganz besonders wichtig, nur eindeutig erkannte Pflanzenteile zu verwenden, die aus Naturgärten stammen. Rückstände von Kunstdüngern, Pestiziden und Fungiziden, Schadstoffe von Industrie- und Autoabgasen beeinträchtigen den Wert der Pflanzenschätze zum Teil erheblich. Ernten Sie Blüten in der Vollblüte und auch Blätter bei trockenem Wetter, am besten mittags. Wurzeln werden nicht während der Blütezeit der Pflanze gesammelt, sondern meistens im Herbst oder aber im Frühjahr.

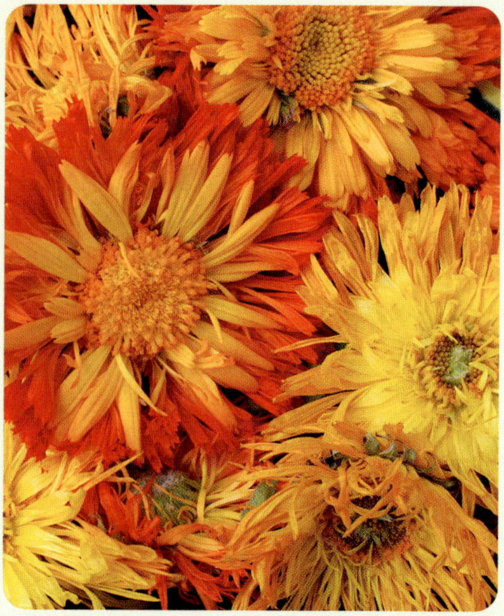

Kostbarkeiten aus fernen Ländern

Um Naturkosmetik selbst herzustellen, lohnt es sich, über die Gartengrenzen zu schauen. In warmen Ländern wachsen Oliven, Avocados und Jojoba, deren Öle sich ausgezeichnet zur Lippenpflege, als Cremebestandteil oder Körperöl eignen.

Kräuter trocknen

An einem windgeschützten, sauberen, trockenen und schattigen Platz werden die gesammelten Pflanzenteile direkt nach der Ernte getrocknet. Locker auf Papier oder einem Tuch nebeneinander ausgebreitet, sollten Sie die Pflanzenteile während des Trocknens öfter umschichten und feucht gewordene Unterlagen austauschen. Wer keinen Platz hat, kann aufs Backrohr oder auf Dörrgeräte zurückgreifen; die Temperatur darf 36 °C in den meisten Fällen nicht überschreiten.

Die getrockneten Kräuter kommen in luftdichte Gläser oder unbehandelte Holzdosen, jedoch nicht in Metallgefäße, wo chemische Reaktionen stattfinden können.

Tipp

Legen Sie zu besonders feuchtigkeitsempfindlichen Pflanzenteilen ein Säckchen Silicagel, das Feuchtigkeit speichert und oft Schuhen und Elektrogeräten beigepackt ist. Aufgenommenes Wasser kann daraus im Ofen bei 60 °C wieder verdunstet werden.

Weiterverarbeitung

Ob Öl, Mazerat, Tinktur oder Frischkräuterauszug – die Verwendung von Kräutern kann recht unterschiedlich ausfallen. Als Lösungsmittel dienen aber immer Wasser oder Alkohol.

Bei wässrigen Pflanzenauszügen ...

... werden aus zerkleinerten Pflanzenteilen Aufgüsse, Abkochungen und Kaltansätze (Mazerate) hergestellt, die nur kurz haltbar sind.

Einen Aufguss (Auszug) fertigen Sie durch Übergießen zerkleinerter Frischkräuter mit siedendem Wasser an. Lassen Sie die auf diese Weise überbrühten Kräuter fünf Minuten lang bedeckt stehen, rühren Sie ab und zu um, seihen Sie durch einen Kaffeefilter ab und pressen Sie zuletzt die Pflanzenteile aus. Der trübe Aufguss wird noch frisch weiterverarbeitet.

Bei der Abkochung kommen oft zerkleinerte, feste Pflanzenteile wie Hölzer, Rinden und Wurzeln meist für 30 Minuten bedeckt in siedendes Wasser, wobei Sie die Temperatur halten und immer wieder umrühren müssen. Anschließend wird noch heiß abgeseiht und der Filter wieder schwach ausgepresst.

Beim Mazerat (12 Stunden) wird ebenso vorgegangen wie bereits beschrieben, nur hat das Wasser Raumtemperatur. Dieser wässrige Kaltauszug wird vor allem bei schleimstoffhaltigen Pflanzenteilen verwendet, wie bei Eibischwurzel oder Leinsamen. Mazerieren bezeichnet das Auslaugen von Geweben.

Kleine Dosen von Aqua conservans (Apotheke) haben konservierende Wirkung. Das leichte Konservierungsmittel sollte aber weniger als 0,3 % des gesamten Produkts ausmachen.

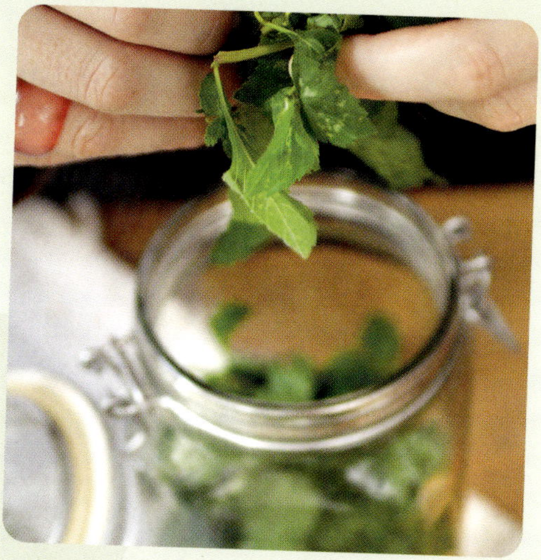

Alkoholische Auszüge ...

... aus Pflanzenteilen werden als Tinkturen oder Extrakte bezeichnet.
Tinkturen sind flüssige, gefärbte Auszüge. Sie werden mit 70%igem Alkohol, Weingeist oder Korn mit Zusätzen auf unterschiedliche Art – durch Lösen oder Verdünnen – hergestellt. Man bewahrt sie in dichten, vor Licht geschützten Gefäßen auf.

Extrakte sind konzentrierte Auszüge, die trocken bis flüssig sein können.

Lösungen

Hierbei werden Pflanzenteile in Lösungsmittel wie Aqua purificata, Ethanol oder Öl gelöst. Da ätherische Öle leicht flüchtig sind, dürfen sie nicht zu stark erhitzt werden. Direkt vor der Zubereitung einer Teemischung werden die Pflanzenteile, z. B. Früchte, zerkleinert, damit sich das ätherische Öl schneller aus den Zellen löst. Mit heißem Wasser überbrüht, lassen Sie diese in einem bedeckten Gefäß fünf bis zehn Minuten lang ziehen. Kondensierendes Öl tropft so in die Flüssigkeit zurück. Die Pflanzenreste werden noch warm abgeseiht.

Kräuteröl und Kräutervaseline

Öl: Eine lichtundurchlässige Flasche (braun oder mit Alufolie umwickelt) mit weitem Hals füllen Sie zu gut einem Drittel mit frischen Kräutern, den Rest mit gutem Olivenöl. Das Ganze kommt für sechs Wochen an einen warmen Platz. Schütteln Sie die Flasche einmal täglich durch, damit die wertvollen Inhaltsstoffe schonend aus den Kräutern gelöst werden. Nach weiteren sechs Wochen das Öl über einen Kaffeefilter abseihen und an einem kühlen Ort aufbewahren.
Kräutervaseline: ist ein wichtiger Bestandteil von Cremes. Für die Herstellung wird ein hoher Topf benötigt, weil die Vaseline beim Kochen aufschäumt! Fünf gehäufte Esslöffel Vaseline auf leichter Flamme erwärmen, eine gehäufte Handvoll frische Kräuter zufügen und auf leichter Flamme kochen, bis sie trocken werden.

An die Arbeit!

Eine Grundausstattung zur Herstellung von Naturkosmetik haben Sie ganz sicher zu Hause: Herd, Töpfe und Rührlöffel. Aber was benötigen Sie noch?

Einkaufszettel zur Kosmetikherstellung:
Spatel (Kunststoff, Holz)
Hitzebeständige Einkochgläser (100 ml, 250 ml)
Gläser, Kosmetiktiegel mit Schraubverschluss (lichtundurchlässiges Glas, Kunststoff oder Porzellan, 50 ml)
Flaschen (100–500 ml)
(Alles in Apotheken erhältlich)

Öle für Lotionen:
Jojoba- oder Mandelöl (mild, hautpflegend und universell einsetzbar) oder Oliven- bzw. Sonnenblumen-, Sesamöl

Zwei Emulgatoren für unterschiedliche Konsistenzen:
(Kleinere Startersets gibt es im Fachhandel und im Internet)
Emulsan
Lamecreme
Tegomuls (diesen Emulgator am besten im Internet bestellen; siehe Seite 94)

Konsistenzgeber für festere Cremes:
Sheabutter (universell, pflegend, pur zu verwenden)
Cetylalkohol (macht Cremes kompakt)
Kakaobutter (samtig, rückfettend und pflegend, nicht über 38 °C erhitzen!)

Konservierungsmittel:
Falls Sie Ihre Creme länger genießen möchten:
Aqua conservans
Weingeist (Wodka, Obstschnaps oder Melissengeist)

Nach Gelingen der ersten Cremes können Sie aufstocken:
D-Panthenol
Urea
Fleischthermometer

Frische Naturkosmetik herzustellen ist gar nicht so kompliziert wie es scheint. Besonders leicht fällt die Zubereitung, wenn Sie auf eine fertige Basiscreme (siehe Seite 57) zurückgreifen.
Wer mehr Zeit investieren will, benötigt

– egal ob Creme, Milch,Tonikum oder Shampoo – lediglich das Wissen über die immer gleichen Arbeitsschritte: Fettschmelze, Wasserphase, Wirkstoffe und Duftnote. (Eine klare Abgrenzung zwischen Grund- und Hilfsstoffen sowie Wirkstoffen ist dabei nicht immer möglich.)

- **Fettschmelze:** Fettlösliche Stoffe wie Öle, Konsistenzgeber und Emulgatoren
- **Wasserphase:** Wasser und wasserlösliche Stoffe, wie Kräuterextrakte
- **Wirkstoffe:** Wirksame Pflanzenauszüge aus Ölen, Vitaminen usw.
- **Duftnote:** Dezente, angenehme Düfte liefern ätherische Öle. Man kann diese aber auch ganz weglassen.

Alles der Reihe nach – so mischen Sie eine Creme:

1. Wasserbad – ein kleines Gefäß mit der Fettschmelze kommt in ein größeres, mit etwas Wasser gefülltes Gefäß. Es wird für fünf bis zehn Minuten auf max. 60–70 °C belassen. (Diese Fettmischung lässt sich im Kühlschrank bevorraten.)
2. Gleichzeitig Wasserphase im Topf auf etwa 60–70 °C erwärmen.
3. Klare Fettschmelze vom Herd nehmen und in Schüssel füllen, Wasserphase portionsweise in Fettschmelze einrühren. Je mehr, umso milchiger wird die Emulsion.So lange weiterrühren, bis die Creme handwarm (etwa 30 °C) ist.
4. Wirkstoffe und Duftnote dazurühren, bis sich keine Luftbläschen mehr zeigen.
5. Jede Creme über Nacht im Kühlschrank ruhen lassen, danach ein letztes Mal kräftig durchmischen.
6. Beim Abfüllen werden letzte Luftbläschen entfernt, dazu Behälter einige Male gegen Unterlage klopfen.

Konservierung

Naturkosmetik verzichtet so gut es geht auf Konservierungsstoffe. Sauberkeit ist besonders wichtig, denn Wasser ist eine potenzielle Brutstätte für Keime und Bakterien. Ranzigwerden und Schimmelbildung können Sie durch hochwertige Rohstoffe und sorgfältige Verarbeitung hinauszögern: Geräte mit heißem Wasser und Spülmittel reinigen, gut ausspülen und trocknen. Das Erhitzen der Fettschmelze im Wasserbad tötet vorhandene Bakterien ab. Aufbewahrt wird die Kosmetik gut verschlossen im Kühlschrank, bei sofortigem Gebrauch auch im Badezimmer.

Übrigens: Cremes können Sie auch einfrieren. Weil die Phasen unterschiedlich schnell auftauen können, müssen sie kurz aufgerührt werden.

Einsteigercreme

Fettschmelze:
15 g beliebiges Speiseöl oder spezielles Kosmetiköl
4 g Tegomuls
Wasserphase:
60 ml destilliertes Wasser
Konservierung:
8 Tropfen Paraben K

Grundrezept Creme

Fettphase für leichte Creme:
4 g Emulgator
14 g Öl nach Hauttyp
(Fettphase für gehaltvollere Creme:
4 g Emulgator
12 g Öl nach Hauttyp
6 g festes Fett wie Kakaobutter
oder Sheabutter)
Wasserphase:
25 g Flüssigkeit für festere Creme
oder 30 g Flüssigkeit für weichere Creme
Wirkstoffe: nach Wahl
Konservierung:
Je 10 g fertige Creme 1-2 Tropfen
Paraben K

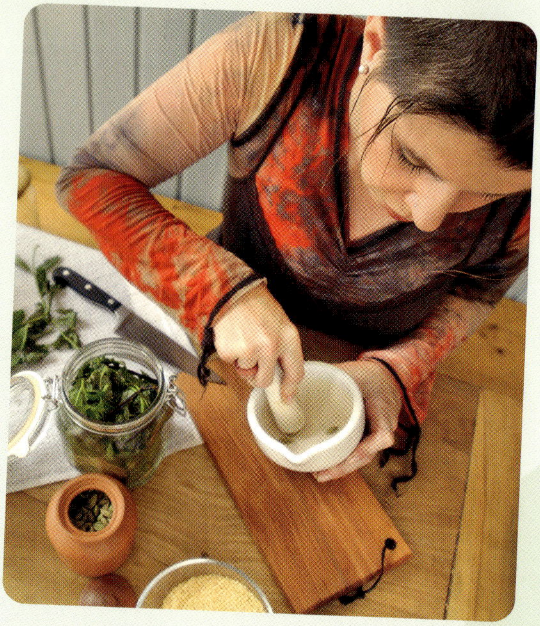

HAUTZUSTAND	Normal	Trocken	Fett/ Misch	Reif
PFANZENÖLE				
Avocadoöl		●		●
Babassuöl		●	●	
Distelöl			●	
Erdnussöl		●		
Hagebutten-/Wildrosenöl			●	●
Hanföl		●	●	
Jojobaöl	●	●	●	●
Kakaobutter	●			●
Kokosöl	●	●		●
Macadamianussöl		●		
Mandelöl	●	●		
Sanddornfruchtfleischöl			●	●
Sheabutter	●	●		●
Traubenkernöl	●		●	●
Weizenkeimöl		●		●
WÄSSER				
Aloe-vera-Wasser	●	●	●	●
Gurkenextrakt	●	●		●
Hamamelis/Zaubernusswasser			●	
Lavendelwasser	●	●	●	●
Orangenblüten-/Neroliwasser	●			
Rosenwasser	●	●		●
Zitronenwasser			●	

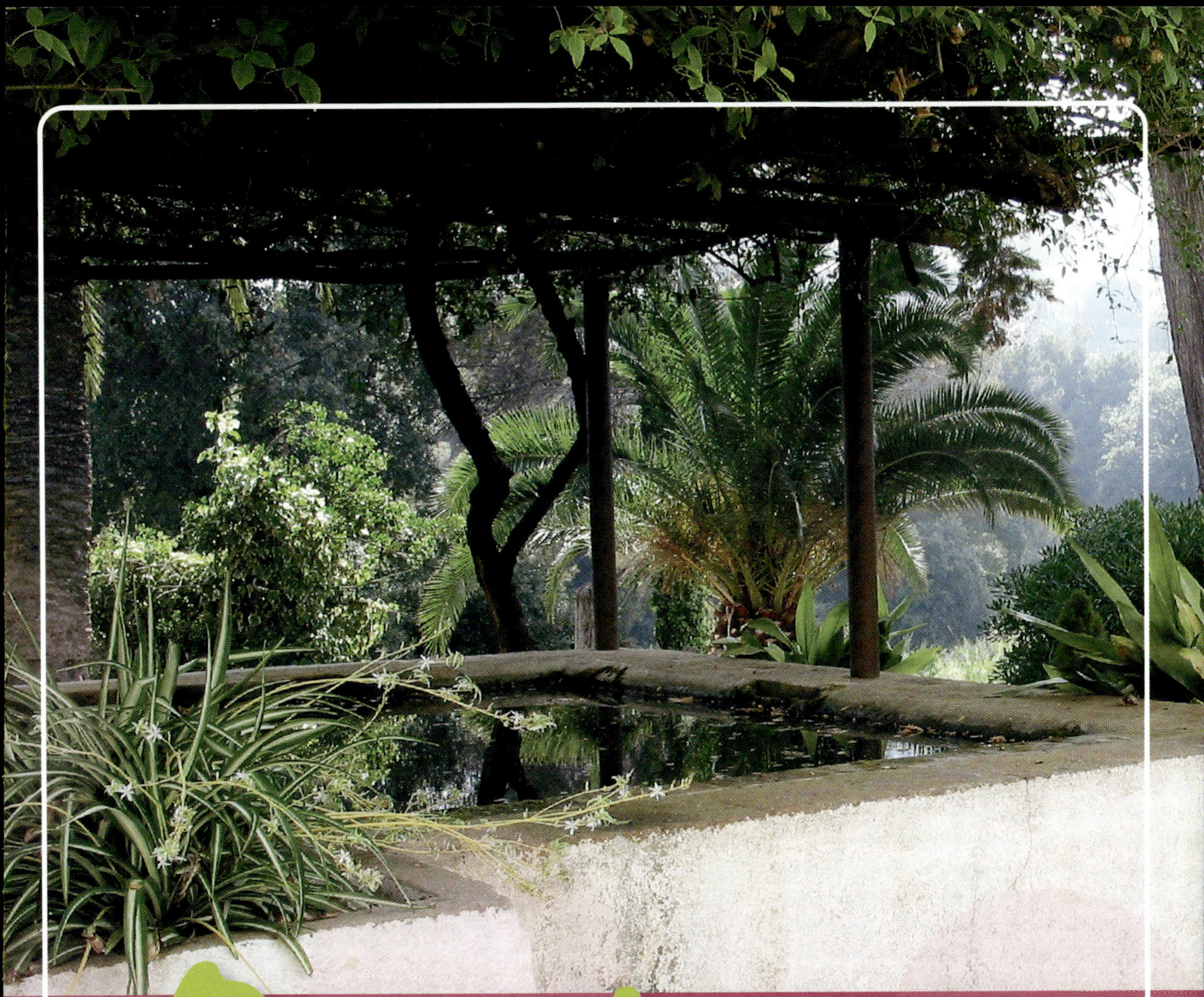

Reinigung

Wasser – Naturelement und Lebenselixier, und ganz nebenbei zur Reinigung unabdingbar. Doch um den Alltag von der Haut zu spülen, bedarf es oft noch etwas mehr. Seifen, Badesalze, Waschlotionen etc. säubern und pflegen zugleich.

Dass wir unsere Haut reinigen und pflegen müssen, ist klar. Über die Haut kommen wir schließlich mit unserer Umwelt in Kontakt und ohne ein Minimum an Körperpflege fühlen wir uns dabei nicht wohl. Jeder Hautzustand braucht allerdings eine spezifisch abgestimmte Pflege, die ausgleichend wirken soll. Sie kann außerdem auch Besserung bringen, wenn es um die Hautfunktionen nicht bestens bestellt ist. Beim Baden geht's oft nicht nur um die Reinigung: Wohltuender Nebeneffekt ist die Entspannung, die uns so mancher Badezusatz zuteil werden lässt.

Tägliches Reinigungs- und Pflegeprogramm

Für Gesicht, Hals und Dekolleté empfiehlt sich morgens und abends ein tägliches Programm:

1. Gründliche Hautreinigung
Je nach Hauttyp wäscht man sich mit warmem oder kaltem Wasser, am besten durch einige Tropfen Zitronensaft oder einige Körnchen Borax enthärtet. Als Ersatz zu stark laugenhaltigen Reinigungscremes und Seifen dienen Syndets (siehe Seite 41), die den Säureschutzmantel der Haut nicht angreifen. Während man fettige Haut besonders gründlich mithilfe einer Reinigungsmilch säubert, die man kurz einwirken lässt und anschließend mit einem Wattebausch entfernt, reinigt man trockene Haut am besten mit Ölen. Für empfindliche und problematische Haut ist ebenfalls sanfte, gut fettende Reinigungsmilch geeignet.

2. Gesichtstonikum
Ein Gesichtstonikum belebt und erfrischt Ihre Haut, es entfernt letzte Schmutzreste, überschüssige Hornschüppchen und Fette. Da es die Durchblutung anregt, bereitet es die Haut ideal auf die Hautcreme vor. Für fettige, grobporige Haut dient ein zusammenziehendes (adstringierendes) Gesichtswasser. Gesichtswässer für trockene Haut oder Couperose-Haut dürfen keinen Alkohol enthalten.

3. Tagescreme (bzw. Nachtcreme)
Eine an den Hauttyp angepasste Tagescreme schützt die Haut. Mit kreisenden Fingerbewegungen einmassiert, wirkt sie unterstützend auf die Hautfunktionen und hilft bei Hautproblemen. Lieber zu wenig als zu viel auftragen, sonst kann die Haut aufgrund verstopfter Hautporen und beeinträchtigtem Säureschutzmantel nicht arbeiten.

4. Maskenintensivkur
Je nach Hauttyp können Sie Ihrer Haut ein- bis zweimal pro Woche etwas Gutes tun. Mit einer Maske werden nach der Reinigung frisch verarbeitete Rohstoffe für 20–30 Minuten auf die Haut aufgetragen. Feuchtwarme Kompressen oder ein Abdecken mit Papiertüchern erhöhen die Aufnahmefähigkeit für verschiedene Wirkstoffe.
Wieder abgespült zeigt sich Ihre Haut gereinigt, erfrischt und entspannt.

Seifen & Co – Überschäumende Sinnlichkeit

Nehmen Sie sich Zeit. Legen Sie Ihre Lieblingsmusik auf und reinigen Sie Ihr Gesicht gründlich. Denn egal ob fettiger Teint, große Poren oder kleine Hautunreinheiten – die entsprechende Reinigung mit den richtigen Kräutern bringt die Haut wieder zum Strahlen.
Die Aufgabe, die Haut von Staub, Schmutz, toten Hornzellen, überschüssigem Schweiß und Talg sowie von Kosmetikresten zu befreien, ohne die Haut und den Säureschutzmantel zu schädigen, ist nicht leicht. Ohne eine Reinigung aber zeigt Hautpflege keinen Erfolg. Wasser, Seifen, Syndets, Emulsionen (Reinigungsmilch, Reinigungslotion), Wasch- und Reinigungscremes oder Öle stehen dafür bereit.

Wasser ist zum Waschen da

Warmes Wasser allein hat schon eine reinigende Wirkung. Es reinigt aber nicht gut genug, denn es kann keine Fette aufnehmen. Waschaktive Substanzen, die Oberflächenspannung herabsetzen, wie natürliche Seifen und synthetische Syndets, helfen. Syndets mit jedem gewünschten pH-Wert und dem Zusatz rückfettender Substanzen werden für empfindliche, entzündete, kranke oder trockene Altershaut verwendet. Sie erhalten den natürlichen Säureschutzmantel, da sich keine Laugen und Kalkrückstände bilden. Seifen sind Alkalisalze (Natrium- oder Kaliumsalze) der höheren Fettsäuren. Sie entstehen durch Kochen der höheren Fett- und Ölsäuren mit Natronlauge (Verseifen), wobei sich feste Seifen und Glycerol bilden.

Das müssen Sie beachten

Eine Seifenlösung kann auch in kleinste Zwischenräume vordringen und Schmutzteilchen durch Emulgieren entfernen: Die Schaumbildung spielt dabei für den Reinigungseffekt keine Rolle. Seifen entfernen aber nicht nur Schmutz, sondern auch einen Teil des Säureschutzmantels, was raue und schuppige Haut zur Folge hat. Seifen reagieren in wässriger Lösung immer alkalisch. Der pH-Wert der Haut ist aber schwach sauer. Häufiges Waschen mit Seifen kann deshalb zu Hautschäden führen. Gründliches Nachwaschen mit Wasser entfernt Seifenreste zwar, aber mit hartem Wasser bildet Seife unlösliche Kalkseife, die besonders empfindliche Haut reizt, weil sie sich in die Poren einlagert. Besonders bei trockener Haut sollten Seifen deshalb nicht zur Gesichtsreinigung verwendet werden.

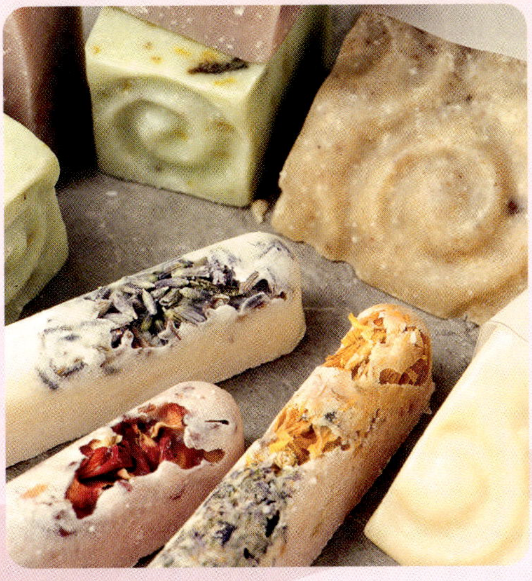

Ein gutes Stück

Schon die Sumerer bereiteten Seifen. In vergangenen Jahrhunderten war die Seifenherstellung oft Aufgabe der Hausfrau. Heute wird das Hobby, das mit samtig weicher Haut belohnt, wiederentdeckt. Dass Seifen wie frisch gepflückt duften, in der Hauptsache aber aus Fett und Natronlauge bestehen, ändert nichts an ihrer pflegenden Wirkung, von der Körperpflege bis hin zur Rasur.
Seife selbst zu machen bedeutet, die Inhaltsstoffe zu kennen. Schon mit der Auswahl der Öle geben Sie Ihrer Seife eine spezielle Wirkung. Als Pflegemittel werden teure Pflanzenöle und wertvolle Extrakte zum Beduften verwendet. Der Fantasie sind dabei kaum Grenzen gesetzt. Obwohl sie sich gut verseifen lassen und eine feste und gut schäumende Seife ergeben, werden tierische Fette wie Schweineschmalz und Rindertalg heute seltener verwendet. Selbst zugesetzte Aromen und Farben sollen die Haut nicht reizen, sondern pflegen. Kaffee bindet Gerüche, und Kräuter wie Ringelblumen und

Lavendel haben nicht nur unterschiedlichste Wirkungen, sondern sehen auch in Seifen hübsch aus.
Der Zusatz von Peelingkörnern, Parfüm oder Lebensmittelfarbe ist möglich, muss aber nicht sein. Selbst gekochte Seife fühlt sich beim Waschen ganz anders an als ein Industrieprodukt. Auch empfindliche Haut verträgt sie sehr gut. Auf gewisse Pflanzenteile und Früchte wie etwa Erdbeeren kann sie allerdings allergisch reagieren.

Selbst gemachte Naturseife

Wer der maschinellen Produktion abschwört und Naturseife für sich entdecken möchte, sollte sich nicht von der Tatsache abschrecken lassen, dass dafür mit starker Natronlauge (NaOH) gearbeitet wird.
Vor Beginn der Arbeit benötigen Sie dennoch unbedingt folgende Hilfsmittel:

- Schutzbrille (von der Nase rutscht),
- Gummihandschuhe,
- Essig zum etwaigen Neutralisieren von Laugenspritzern.

Vorsicht: Ätzenden Staub und Dämpfe nicht einatmen!

Mit den richtigen Rezepten ausgestattet, können Sie jetzt mit feinsten Pflanzenölen und Duftstoffen experimentieren. Gönnen Sie sich dafür etwas Zeit und wählen Sie den Arbeitsbereich möglichst im Garten.

Selbst gemachte Seife (für 1 kg Fett)

Fettphase:
400 g Olivenöl
300 g Palmöl
200 g Kokosfett
100 g Sonnenblumenöl

Wasserphase:
335 g destilliertes Wasser (oder Rosenwasser, Tee, Kaffee oder Schafmilch)
138 g Ätznatronblättchen (NaOH aus der Drogerie)

Fettphase: Die harten Fette und ein Teil der flüssigen Öle werden langsam erhitzt (28–40 °C). Später werden die bereits geschmolzenen Fette mit dem restlichen Öl abgekühlt.
Wasserphase: Unter ständigem Rühren wird kaltem Wasser vorsichtig Ätznatron zugesetzt, bis dieses sich ganz aufgelöst hat. Gesicht dabei abwenden! (Milchseifen vorsichtig sieben.)
Mischen: Sind Lauge und Fett handwarm (38–50 °C), langsam, ohne zu spritzen, mit dem Stabmixer für eine Minute und dann mit einem Plastiklöffel diese Lauge in das Fett einrühren. Gesicht abwenden! Beim Verrühren mit Natronlauge kommt der Verseifungsprozess in Gang: Es entsteht eine puddingartige Konsistenz, die eingefüllt wird – als großer Block in einen Holzrahmen oder in kleinere Förmchen. Dazu eignen sich eingefettete und am Boden mit Blüten belegte Puddingbecher ebenso wie leere Tetrapaks, Eisformen oder Sandspielzeugformen. Nach 24 Stunden können die Seifen aus der Form genommen werden. Aus dem Block wird das „gute Stück" mit Messer oder Draht herausgeschnitten. Danach muss es aber noch bis zu sechs Wochen nachreifen.

Übrigens: Wer den Weg zum erfahrenen Seifenexperten abkürzen will, dem gelingt das sicher in Seifenworkshops (siehe Seite 95). Einen Seifenrechner finden Sie unter www.naturseife.com/Seifenrechner.

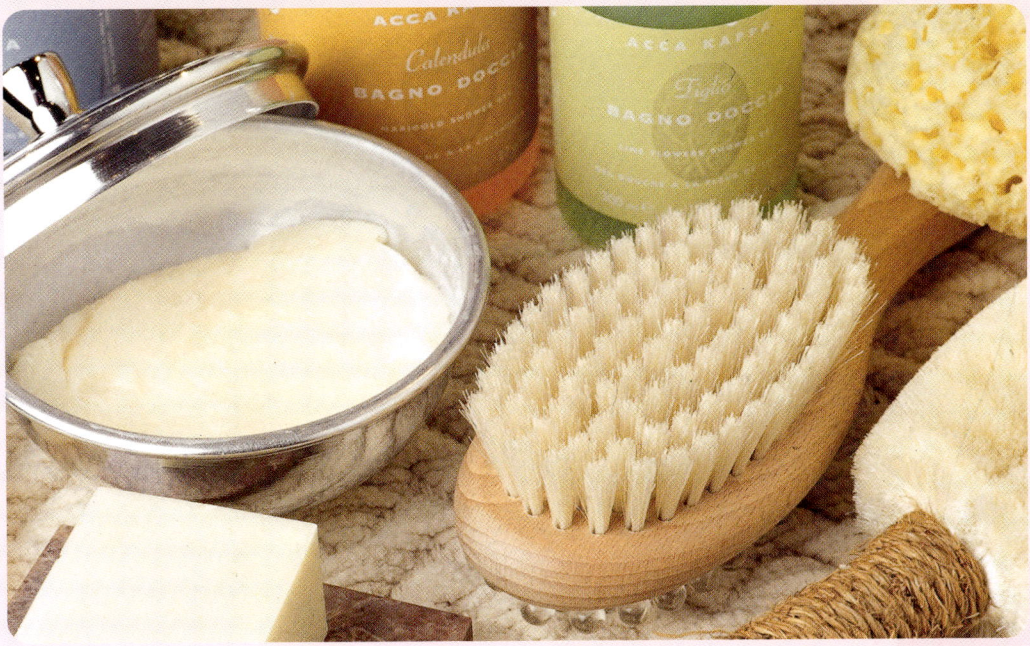

Reinigungscreme, Milch oder Peeling?

Die Reinigung muss auf den Hauttyp abgestimmt sein, um der Haut nicht etwa zu schaden anstatt zu nützen. Die verschiedenen Pflegemittel unterscheiden sich nicht nur durch ihre Inhaltsstoffe, sondern auch durch die Konsistenz.

- Eine Reinigungscreme ist eine dickflüssige oder cremeartige Öl-in-Wasser-Emulsion mit hohem Fettanteil – besonders für empfindliche und strapazierte Haut.
- Eine Reinigungsmilch oder -lotion ist eine homogene, dünnflüssige Öl-in-Wasser-Emulsion aus Ölen, Paraffin und Wasser mit einem Emulgator. Sie reinigt die Haut, ohne sie zu reizen. Der Säureschutzmantel bleibt wegen des sauren pH-Wertes der Emulsion erhalten. Sie ist leicht mit Wasser abwaschbar und entquillt nur wenig die Hautoberfläche.
- Eine Peeling- oder Rubbelcreme enthält neben den waschaktiven Substanzen auch Scheuermittel. Sie dient dazu, die Haut mechanisch gründlich zu säubern. Eine Rubbelcreme glättet die Haut und lässt sie besser atmen. Die Durchblutung wird angeregt und Pflegemittel kommen besser ans Ziel. Reiben Sie vor dem Duschen zunächst die Haut mit einem Babybürstchen oder Rohseidenhandschuh ab. Während Bürstenmassagen abgestorbene Hautschüppchen meist nur aufrauen, lösen Körnchen von feinem Sand oder synthetische Granulate in Peelings lockere Hornzellen vollständig ab.
- Ein Gesichtspeeling entfernt die obersten, toten Hautschüppchen auf sanfte Weise. Die darunterliegende

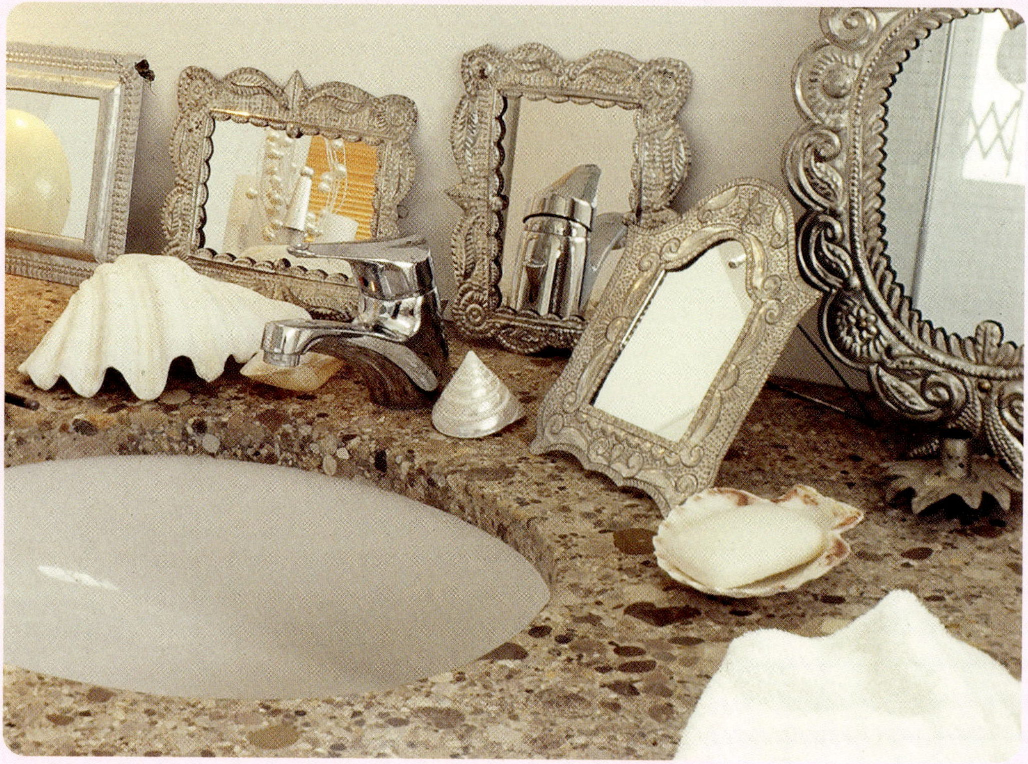

rosige Haut kommt zum Vorschein. Am besten verwenden Sie ein Gesichtspeeling nicht zu oft, einmal wöchentlich am Abend ist völlig ausreichend.

- Haut mit Griesbildung rücken Sie mit einem Bodypeeling zu Leibe. Meersalz und Zuckerrohrkristalle haben hierzu die geeignete Konsistenz, um gute Dienste zu leisten. Die Masse wird beim Duschen auf der feuchten Haut verteilt und leicht einmassiert. Anschließend gründlich abspülen.

Problemzonen

Mohnsamen sind ausgesprochen mild und hautschonend. Sie eignen sich in Kombination mit aromatischen Zitronen- und Orangenseifen besonders zum Abrubbeln von Gesicht und Körper. Pickel an den Außenseiten der Arme entstehen durch Verhornungsstörungen, oft als Begleiterscheinungen von Neurodermitis, trockener Haut oder Hormonänderungen. Auch hier helfen Peelings oder aber Cremes, die mit Harnstoff, Milch- oder Fruchtsäuren ausgestattet sind. Der Unterschied macht sich bemerkbar: Die Haut ist glatter und schön weich.

Erfrischende Zitronen-Honig-Reinigung gegen unreine Haut

15 ml Zitronensaft
15 g flüssiger Honig
100 ml destilliertes Wasser
Zutaten gut vermischen und das Gesicht mit der Flüssigkeit abreiben; mit klarem Wasser nachspülen.

Südfrüchte-Weizenkeimöl-Reinigungsmilch zur Erfrischung

15 g Honig
15 ml Weizenkeimöl
20 g Mandelkleie
10 g Orangen- oder Zitronenschale
Unbehandelte Orange oder Zitrone waschen und abreiben, geriebene Schale auf beschwertem Papier einen Tag lufttrocknen; Weizenkeimöl und Honig vermengen, dann Mandelkleie einrühren, zuletzt kommt getrocknete Orangenschale als Peeling dazu.

Einfache Reinigungsmilch – Basis (von Hautärzten empfohlen)

Ultrasicc 1 Teil
Ultrabas 4 Teile
Wasser 5 Teile

Tonikum und Gesichtswasser

Ein Hauttonikum oder Gesichtswasser ist eine bei trockener Haut beruhigende und wässrige – oder bei fettiger Haut schwach alkoholische Lösung mit Wirkstoffen. Sie wird zum Beleben beziehungsweise Tonisieren der Haut verwendet. Durch sie wird die Haut gründlich von Resten einer Reinigungsmilch oder Reinigungscreme, aber auch von Kalkresten des Wassers nachgereinigt. Anschließend aufgetragene Cremes mit ihren Wirkstoffen können dadurch besser von der Haut aufgenommen werden.

Erfrischendes und belebendes Gesichtswasser

Zwei gehäufte Esslöffel getrocknete Pfefferminze werden zwei Minuten in 0,5 l Wasser gekocht. Den Tee durch einen Kaffeefilter filtern und mit 0,5 l Obstessig mischen. Nach 48 Stunden 1 Teelöffel Rosenwasser zufügen.

Kräuterduftwasser

900 ml Wasser
75 ml Wodka
40 g getrocknete Kräuter
Nach der Reinigung wirkt das Hauttonikum bei Zugabe von

- Rosmarin: belebend, durch die Förderung der Durchblutung
- Salbei- oder Hamamelis/Zaubernuss: straffend und adstringierend
- Kamillene: entzündungshemmend

Erfrischende Pfefferminzlotion für fettige Haut

13 g blühendes Pfefferminzkraut
125 ml destilliertes Wasser
25 ml Hamameliswasser
Minze 15 Minuten in kochendem Wasser ziehen lassen, durch Kaffeefilter gießen, Sud mit Hamameliswasser mischen, kühl aufbewahren. Mit Hamameliswasser an heißen Tagen auch die Schläfen benetzen.

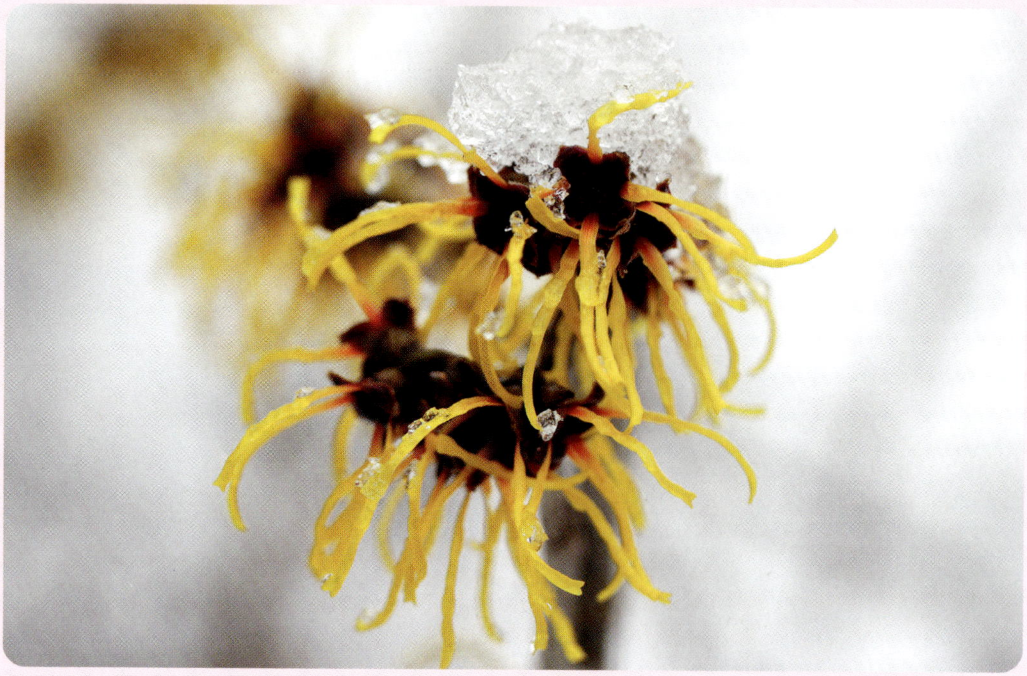

Hamamelis oder Zaubernuss mit Wirkstoffen, die der Haut guttun.

Gesichtswasser für fettige und unreine Haut

5 EL Mineralwasser
5 EL Apfelessig
mischen und morgens und abends das Gesicht damit abtupfen. Danach das Gesicht nicht mehr waschen.

Rosen-Essig-Lotion

Für diese Lotion benötigen Sie je zwei Tassen der oben aufgeführten Gesichtswassermischung, die über eine Handvoll Rosenblütenblätter gegossen wird. Etwa drei Wochen an einen kühlen und dunklen Ort stellen und dann abseihen. Die Lotion kann auch dem Badewasser zugesetzt werden.

Rosenwasser

500 ml destilliertes Wasser
60 ml Wodka
10 Tropfen Rosenöl
Frische Rosenblätter
Rosenwasser dient zur Erfrischung, kann aber auch in kleinen Schalen auf eine feierliche Tafel gestellt werden. Der Duft wird Ihren Gästen lange in Erinnerung bleiben.

Nostalgie-Veilchenwasser

25 g frische Veilchen ohne Stängel
20 ml Alkohol 50 %
50 ml destilliertes Wasser
Blüten und Alkohol mischen, dann eine Woche lang ruhen lassen. Den Kaltauszug abfiltrieren und mit Wasser strecken. Der süße, leicht würzige Duft bringt sommerliche Erfrischung.

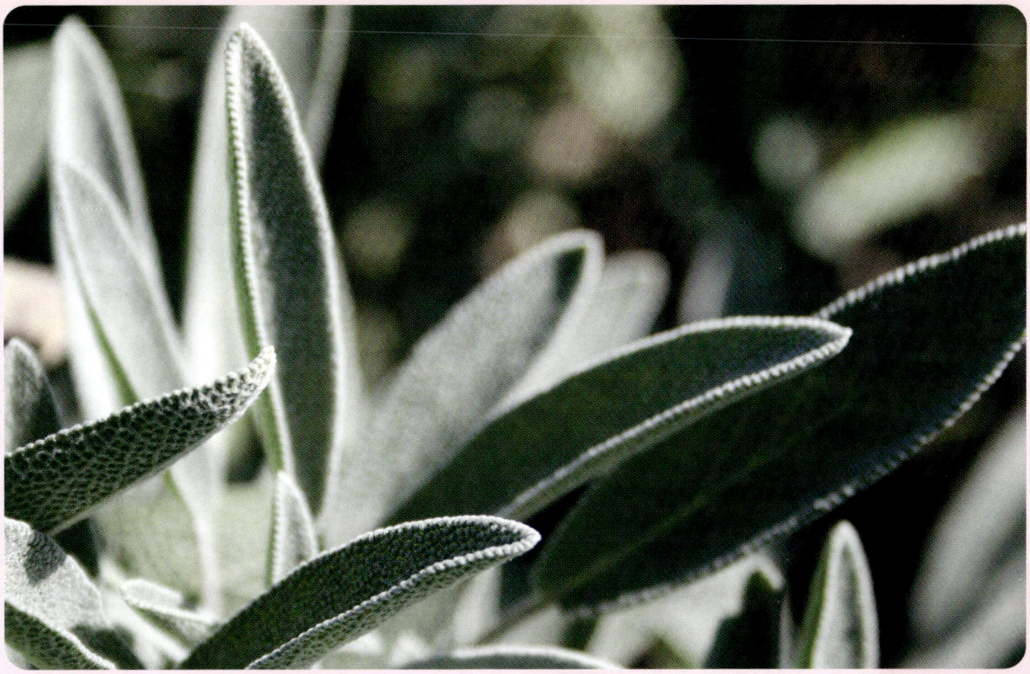

Salbeiblätter lassen sich gut trocknen und aufbewahren.

Reinigung

Alkoholisches Lavendelwasser – im Kühlschrank aufbewahrt, ein guter Muntermacher

500 ml destilliertes Wasser
60 ml Wodka
9 Tropfen Lavendelöl

Quittenkerntonic

15 g Quittenkerne
(gibt es auch in der Apotheke)
100 ml destilliertes Wasser
25 ml Zaubernusswasser
Kerne fünf Minuten aufkochen, dann abfiltern.
Dieses Tonic wirkt gut gegen Tränensäcke. Bei geschwollenen Augenlidern ist es ein geeignetes, mildes Tonic.

Unter Volldampf

Fettiger und Mischhaut tut ein- bis zweimal pro Woche ein zehnminütiges Dampfbad gut, bei normaler Haut reichen fünf Minuten.
Für jeden Hautzustand gibt es bestimmte Kräuter, die dem Wasser zugesetzt werden und durch die Wärme ihre Wirkung entfalten. Für empfindliche Haut sind Lindenblüten das Richtige. Bei schlecht durchbluteter Haut mit großen Poren sorgt Salbei für eine Verengung der Porengröße und reduziert Schweiß. Unreine Haut wird durch entzündungshemmende Kamille besänftigt und entspannt.

Grundrezept

Auf 300 ml Wasser kommt 1 Esslöffel voll getrockneter Kräuter zum Einsatz.

Tipp

Destilliertes Wasser können Sie durch zehnminütiges Abkochen selbst herstellen. Keimarm und hygienisch wird es gut verschlossen im Kühlschrank aufbewahrt.

Für ein Gesichtsdampfbad kann das Wasser ruhig heiß sein. Verwenden Sie eine große Schale und schließen Sie das Tuch über dem Kopf nicht zu dicht, damit der Dampf am Gesicht vorbei entweichen kann.
Beugen Sie den Kopf über die Schüssel und atmen Sie kräftig durch die Nase ein. Schließen Sie die Augen, weil manche ätherische Öle die Bindehaut reizen können. Eine Duschhaube schützt Ihre Haare vor Feuchtigkeit.

Ganz schön belebend – Kompressen

Empfindliche und trockene Haut können Sie mit aufgelegten Kompressen im Abstand von drei bis vier Wochen verwöhnen. Weil die Haut im Winter meist trockener und gereizter ist, sollten die Behandlungen dann reduziert werden. Nur wenn Sie zu erweiterten Äderchen (Couperose) neigen, sollten Sie auf Dampfbäder und Kompressen verzichten. Die Rötungen treten sonst durch die besser durchblutete Haut noch stärker hervor.

Apfelessigkompresse

Nach der Reinigung mit einer milden Reinigungsmilch drücken Sie ein mit warmem Wasser getränktes Handtuch etwa zwei Minuten auf Ihr Gesicht. Es wird abgelöst von einer zuvor in lauwarmem Wasser und drei Esslöffel Apfelessig getränkter Stoffwindel. Diese legen Sie auf das Gesicht und decken sie mit einem warmen, feuchten Frottiertuch ab. Nach fünf Minuten Einwirkzeit mit warmem Wasser abspülen und kräftig abfrottieren.

Gänseblümchenkompresse

25 g Gänseblümchen
50 ml destilliertes Wasser
Blüten mit kochendem Wasser überbrühen und zugedeckt erkalten lassen, filtrieren, den Rest ausdrücken. Die so gewonnene Flüssigkeit wieder erwärmen, ein Baumwolltuch damit tränken, ausdrücken und auf das Gesicht legen. Ein Schal um die Kompresse sorgt für zusätzliche Wärme. Die Kompresse wird zwei- bis dreimal so lange aufs Gesicht gelegt, bis sie leicht abgekühlt ist.

Masken und Packungen

Ein Bad lässt sich einmal in der Woche gut mit einer Intensivkur verbinden.
Nach der sanften Hautreinigung sind durchblutungsfördernde, erfrischende und hautstraffende Wirkungen zu erwarten.
Während Packungen weich und porös bleiben, erstarren Masken zu einem luftdichten Film.

Masken können
- hautklärend (gewebeentschlackend und adstringierend) sein durch Pflanzenextrakte, nicht zu hoch dosierte Salicylsäure, Peelingsubstanzen, Heil- und Tonerde,
- regenerierend (stoffwechselanregend, weich machend, fett- und feuchtigkeits-

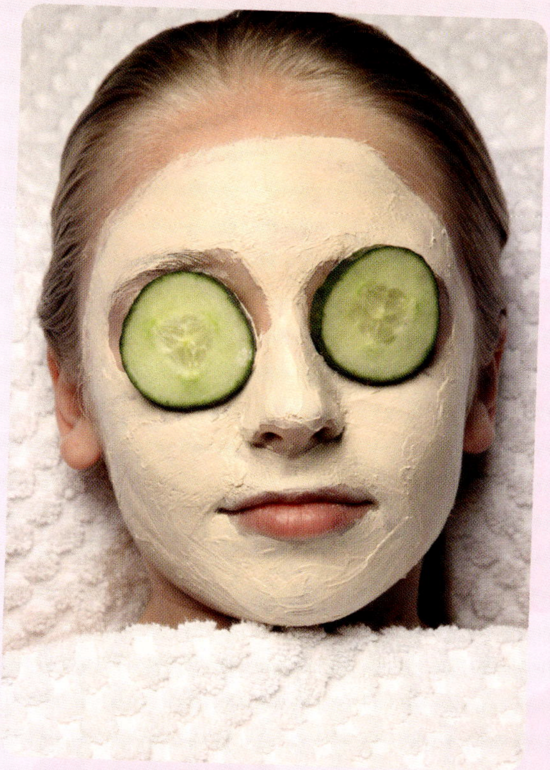

spendend) sein durch Öle, Proteine, Vitamine, Feuchthaltesubstanzen,

- erfrischend (hautstraffend, gewebeentwässernd, durchblutungsfördernd) sein durch Pflanzenextrakte und kühlende Substanzen.

Masken und Packungen werden unter Aussparung der Augen- und Lippenpartie messerrückendick gleichmäßig auf das gut gereinigte Gesicht und den Hals aufgetragen, nicht ohne zuvor dabei störende Haare zurückzubinden. Das spannende Gefühl, das aufkommt, lässt spätestens mit dem Abwischen (mit Kosmetiktüchern oder Wattepads) nach 15 bis 20 Minuten nach. Reste werden abwechselnd mit warmem und kaltem Wasser abgespült. Das Gesicht wird trocken getupft und mit Gesichtscreme nachbehandelt.

Erdbeer-Apfelessig-Maske bei unreiner und fettiger Haut (wirkt desinfizierend, schützend und erfrischend)

5 Erdbeeren
3 EL Apfelessig
Erdbeeren mit der Gabel zerdrücken, Apfelessig zugeben, etwa drei Stunden ziehen lassen, dickflüssige Masse abseihen und auf das Gesicht auftragen. Über Nacht einziehen lassen, morgens abwaschen und Feuchtigkeitscreme auftragen. (Nicht für Allergiker geeignet.)

Pflegende Weizenkleie-Essig-Maske

4 EL Apfelessig
3 TL Honig
2 EL Weizenkleie
Apfelessig anwärmen, aber nicht kochen, Honig zugeben, Weizenkleie unterrühren. Maske für eine halbe Stunde auftragen, mit lauwarmem Wasser abspülen.

Lehmmaske bei fettiger Haut

Lehmpulver mit Wasser und einem Schuss Weißwein oder Obstessig anrühren.
Die Maske 30 Minuten einwirken lassen.

Sauerrahm-Honig-Maske bei trockener und rauer Haut (feuchtigkeitsspendend und entzündungshemmend)

2 EL Sauerrahm
1 EL Honig
Weizenflocken (Menge nach Bedarf)
Zutaten mischen und 15 Minuten einwirken lassen.

Das Bad – Reinigung Nebensache

Beim Baden steht nicht so sehr die Körperreinigung im Vordergrund, sondern pure Entspannung und Erholung. Ein heißes Bad, ein gutes Buch und ein belebendes Getränk sind die Geheimrezepte für ein perfektes Badevergnügen, das pure Entspannung garantiert.
Sie sollten maximal zweimal pro Woche, nicht länger als 10–15 Minuten, baden. Dass Baden als kleine Auszeit im Alltag guttut, bestätigt auch die Wissenschaft. Durch den Druck des Wassers gelangt mehr Blut zum Herzen, der Körper schüttet mehr Hormone aus, der Herzschlag steigt und die Blutgefäße erweitern sich. Selbst feinste Äderchen werden besser mit Blut und Sauerstoff versorgt. Nach 1–2 Minuten fährt der Herzschlag wieder auf normales Tempo runter oder sinkt sogar, und Muskeln und Atmung entspannen sich. Besonders Menschen mit niedrigem Blutdruck sollten auf eine Badetemperatur zwischen 32 und 35 °C achten und nur langsam aus der Wanne steigen.

Power tanken im Kräuterbad

Kräuterbäder wirken vielleicht etwas antiquiert. Doch mit diesen Klassikern kommt die ganzheitliche aromatherapeutische und heilende Kraft des Badens über Haut und Atemwege zum Tragen. Mild reinigende Substanzen oder Kräuterextrakte beleben, erfrischen oder beruhigen. Eine Handvoll Kamillenblüten (eventuell mit Ringelblumenblüten und geschnittenen Zitronenmelisseblättern) in ein Leinensäckchen, eine Baumwollwindel oder dünne Socke füllen, zuknoten und so unter den Wasserhahn hängen, dass heißes Wasser direkt darüberläuft. Lassen Sie das Säckchen dann wie einen Teebeutel einige Minuten im Badewasser ziehen, danach fest ausdrücken.

Tipp

Einen Kräutersud gewinnen Sie durch das Auskochen eines Kräutersäckchens. Diese Flüssigkeit beziehungsweise der Sud kann gut als Badezusatz angewendet werden.

Folgende Extrakte können Sie als Badezusätze nutzen:
Arnika: bei schmerzenden Muskeln
Baldrianwurzel: zur Beruhigung in Stresssituationen
Eichenrinde: bei Hautkrankheiten, Schweißfüßen
Fichtennadel: bei Erkältungen, Rheuma, Neuralgien, zur Belebung
Heublumenextrakt: bei Durchblutungsstörungen, Rheuma
Kalmusextrakt: bei Erschöpfungszuständen, Stoffwechselkrankheiten
Kamillenblüte: bei Entzündungen
Kiefernnadel: bei Erkältungen
Lavendelblüte: zur Entspannung, Beruhigung, bei Durchblutungsstörungen
Rosmarin: zur Kreislaufanregung, bei Durchblutungsstörungen
Schachtelhalm: bei Wunden und Hautkrankheiten
Schafgarbe: bei Entzündungen, zur Wundbehandlung

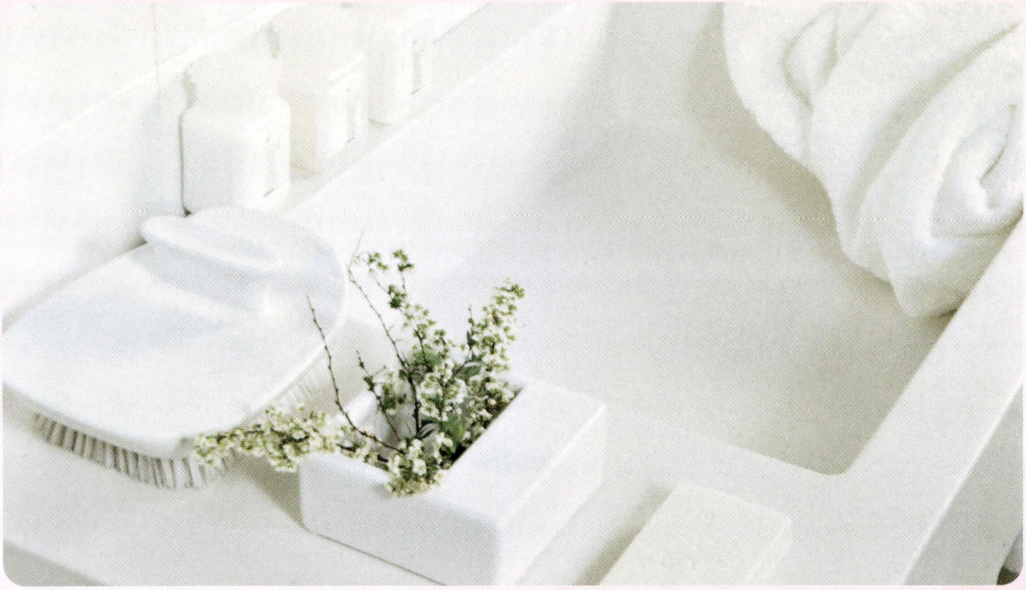

Thymian: schleimlösend bei Husten
Wacholderbeeren: zur Anregung des Kreislaufes
Weizenkleie: bei Hautkrankheiten
Zitronenmelisse: zur Nervenstärkung

Im Wannenbad wirkt Apfelessig wahre Wunder. Zusammen mit Lavendelblüten klärt und beruhigt er unreine Haut. Müde und schlaffe Haut wird damit nachhaltig erfrischt. Eine Handvoll Lavendelblüten mit 250 ml Apfelessig in einem Gefäß mischen, verschließen. Zwei bis drei Wochen kühl und dunkel stellen, abseihen und ins Badewasser gießen.

Energie-Auftankbad

In Rosmarinblättern und Wacholderbeeren steckt viel Energie. Zitronenmelisse sorgt dazu für gute Laune, damit Sie voller Schwung aus dem Bad steigen.
50 g getrocknete Wacholderbeeren
50 g getrocknete Rosmarinnadeln
50 g Zitronenmelisse
1,5 l Wasser

Um die ätherischen Öle gleich gut zu lösen, die Kräuter im Mörser zerstoßen. Wacholder-Rosmarin-Mischung im Emailletopf mit Wasser kräftig aufkochen. Herd ausschalten, Zitronenmelisse dazugeben und eine halbe Stunde ziehen lassen. Den Sud durch ein Sieb gießen, in die Wanne geben und danach das Badewasser einlassen.

Lavendel wirkt beruhigend.

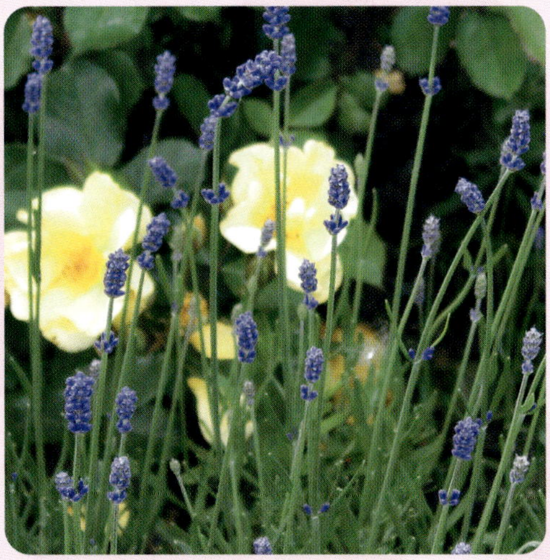

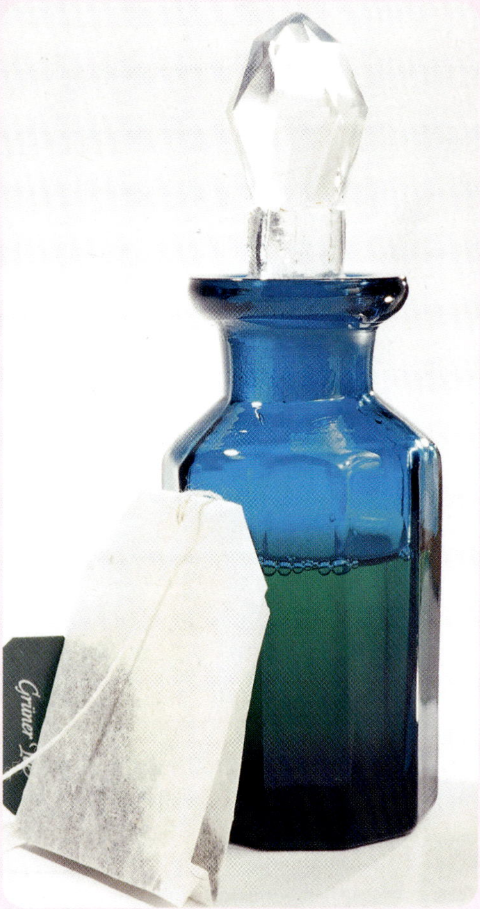

Grüner Tee wird aufgebrüht und dann ins Badewasser gegeben.

Badeöl mit Veilchen

0,5 l rein pflanzliches Öl (Sonnenblumen-, Jojobaöl)
2,5 ml Emulgator (Lecithin)
10 Tropfen reines ätherisches Öl
Getrocknete Veilchenblüten

Bis auf die Veilchenblüten alle Zutaten in einer verschraubbaren Flasche so lange schütteln, bis sie gut vermischt sind. Füllen Sie dann eine Handvoll getrocknete Veilchenblüten in eine gut gereinigte, hübsche Flasche und gießen Sie diese mit dem gemischten Öl auf; etwa fünf Esslöffel je Bad nehmen.

Öliges Verwöhnbad für Haut und Seele

Trockener, irritierter Haut gibt ein pflegendes Ölbad neue Weichheit. Gereizte, gerötete und juckende Haut freut sich ebenso darüber wie Altershaut. Ein Ölbad schäumt und reinigt nicht, es hinterlässt nach dem Bad einen feinen Ölfilm auf der Haut, der nicht abgespült wird. Ölbäder bestehen aus einer Mischung meist pflanzlicher, fetter Öle von Erdnuss, Jojoba, Mandel oder Sojabohne und braucht Emulgatoren, damit sich die Öle im Badewasser verteilen.
Um die Kraft wohltuender ätherischer Öle nutzen zu können, gibt es grundsätzlich zwei Möglichkeiten: Sie können entweder zwei bis fünf Tropfen direkt in ein wohlig warmes Bad träufeln, oder Sie vermischen diese Menge zuvor mit einem Teelöffel Honig (in etwas heißem Wasser aufgelöst) und 25 dl Milch oder Schlagsahne. Das duftet nicht nur traumhaft, durch die Poren werden die pflegenden Substanzen rasch aufgenommen.

Milchbad

Auch ein Milchbad ist echter Balsam für die Seele. Zum einen, weil Milch glättende und leicht rückfettende Eigenschaften besitzt, und zum anderen, weil einige Milchfette auch in der Haut vorkommen. Milch wird dazu erwärmt, mit Öl verquirlt und ins Badewasser gegeben. Trockener Haut können Sie getrost auch eine längere Badedauer gönnen als die üblichen 10–15 Minuten.
Nicht ganz so verschwenderisch wie Kleopatra, aber auch nicht gerade bescheiden: Anstelle von Eselsmilch, die die ägyptische Königin verwendete, könnten Sie es mit 4 l Buttermilch im Wasser versuchen – als Ergebnis werden

Sie sich über seidig weiche Haut freuen. Trockener Haut tun diese Ölbäder besonders gut. Weil sie kaum oder keine austrocknenden Waschsubstanzen enthalten, heißt es nach dem Bad in den Bademantel oder ins Bett schlüpfen, ohne die Haut vorher abzutupfen oder einzucremen.

Stress-Stopp-Bad

Mineralstoffreiches Salz beruhigt die Haut und reinigt sie. Ein hoher Salzgehalt lässt die Haut aufquellen und reichert sie gut mit Feuchtigkeit an. Mineralstoffreiches Totes-Meer-Salz hilft empfindlicher oder trockener Haut bei der Abschuppung abgestorbener Hautzellen. Mineralstoffhaltige Sole aus unterirdischen Quellen ist nicht nur nervenberuhigend, sondern unterstützend bei Hautkrankheiten wie z. B. Neurodermitis. Das Salz ins Badewasser geben, danach nur abtupfen und gut eincremen, sonst ist die Haut das aufgenommene Wasser schnell wieder los. Pflegende, rückfettende Öle oder grüner Tee, die zusätzlich ins Badewasser kommen, unterstützen die Haut.

Einreibungen und Massagen

Nach dem Baden heißt es sich gut abtrocknen, eincremen und sich eine kreislaufschonende halbe Stunde Ruhe gönnen. Baden entzieht der Haut immer etwas Feuchtigkeit, der feste Verbund der obersten Hautschicht wird kurzzeitig gelöst. Das Bürsten der Haut entfernt zusätzlich abgestorbene Zellen und regt die Blutzirkulation an. Jetzt ist die Haut weich und empfindlich und aufnahmebereit für beste Pflege. Besonders wer zu trockener Haut neigt, sollte unbedingt nachcremen. Zu viel Creme verhindert jedoch, dass Schweiß an die Oberfläche gelangt. Der Säureschutzmantel fehlt, und die Hautatmung wird erheblich erschwert.

Massagen tun Körper und Geist besonders gut. Im Massageöl werden 10 bis 20 Tropfen ätherisches Öl mit 100 ml Trägeröl gemischt. Für eine Rückenmassage genügt z. B. ein Teelöffel Massageöl. Am leichtesten verteilt sich ein Körperöl auf der noch ein wenig feuchten Haut. Es verbindet sich mit den Wassertröpfchen zu einer zarten Emulsion. Traubenkernöl, Marillenkern-, Mandel- oder Jojobaöl sind Fette und Wachse, die denen der Haut ähneln. Sie werden als Trägeröle gut aufgenommen und helfen ihr beim Erholen. Umgeben von Entspannungsmusik und Duft profitieren nicht nur die Muskeln von der Berührung. Die pflegenden Wirkstoffe dringen durch die Hautporen in den Körper und entfalten dort ihre positiven und heilenden Eigenschaften. Eine Ölmassage versorgt die Hautzellen mit mehr Sauerstoff, durchblutet kräftig und bringt auf Dauer ein gutes Aussehen. Massieren Sie Öl oder wohlriechende Körpermilch sanft in die Haut ein, dann reagiert sie ganz entspannt.

Beruhigendes Massageöl

100 ml neutrales Massageöl
6 Tropfen rein ätherisches Lavendelöl (oder 6 Tropfen Majoranöl)
2 getrocknete Lavendelzweige

Bis auf die Lavendelzweige alle Zutaten in einer verschraubbaren Flasche so lange schütteln, bis sie gut vermischt sind. Die Lavendelzweige in eine gut gereinigte, hübsche Flasche geben und mit dem gemischten Öl aufgießen. Vor dem Schlafengehen löst eine Massage damit innere Spannungen.

Würzige Essige

Ob sich die Schönheitspflege im 18. Jahrhundert schon über den ausgeglichenen Wasserhaushalt und feuchtigkeitsspendende Emulsionen im Klaren war? Sicher ist, dass eine enorme Vielfalt von Duftessigen als die wohl gebräuchlichsten Heil- und Pflegemittel bekannt waren. Sie wurden benutzt, um die Lebensgeister zu erfrischen, um kleine Wehwehchen zu kurieren, bewahrten die reine Haut heranwachsender Damen und spendeten als Gurgelwasser frischen Atem. Selbst dem Badewasser machte Essig als belebendes Parfüm seine Aufwartung. Und als Essenz in Riechfläschchen half Duftessig, feinfühligen und durch ihre Korsetts behinderten Damen bei Unpässlichkeiten wieder zu sich zu kommen.

Bis heute hat sich insbesondere Apfelessig für die Schönheit von Haut und Haar bewährt. Er regt die Hautfunktionen an, fördert die Durchblutung, strafft die Haut, glättet sie und wirkt dabei erfrischend und belebend. Die Vielseitigkeit der pflegenden und heilenden Wirkung zeigt sich in zahlreichen Anwendungen: Im Wannenbad wirkt Apfelessig wahre Wunder. 0,25 l genügen, um müde und schlaffe Haut nachhaltig zu erfrischen.

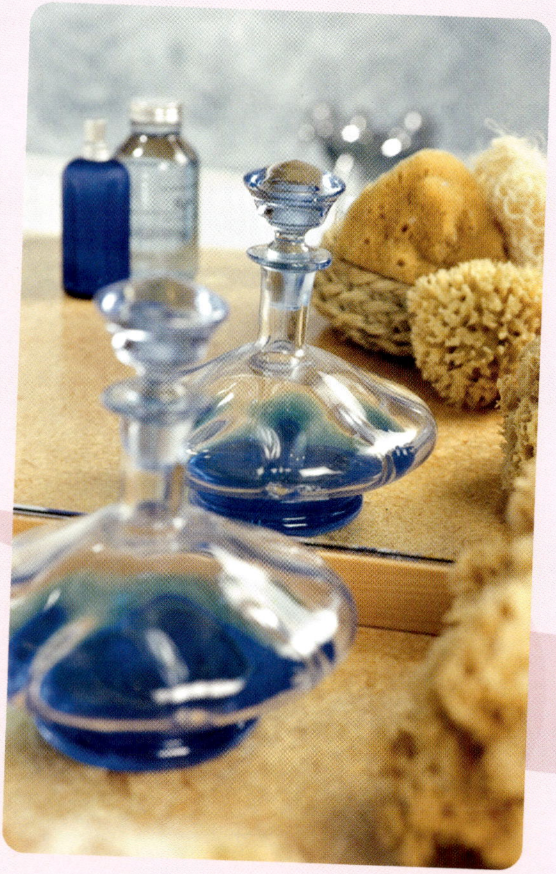

Lavendelessig

Ins Badewasser gegossen entfaltet Apfelessig seine Wirkung. Zusammen mit Lavendelblüten klärt und beruhigt er unreine Haut und hilft bei kleinen Hautunreinheiten. Die Haut wird damit nachhaltig erfrischt und das Badewasser duftet wunderbar.

25 g angetrocknete Lavendelblüten
250 ml Apfelessig

Zutaten in ein Einmachglas geben und verschließen. Zwei bis drei Wochen kühl und dunkel stellen. Danach filtern Sie zweimal durch ein Teesieb ab und füllen den Essig in Flakons ab.

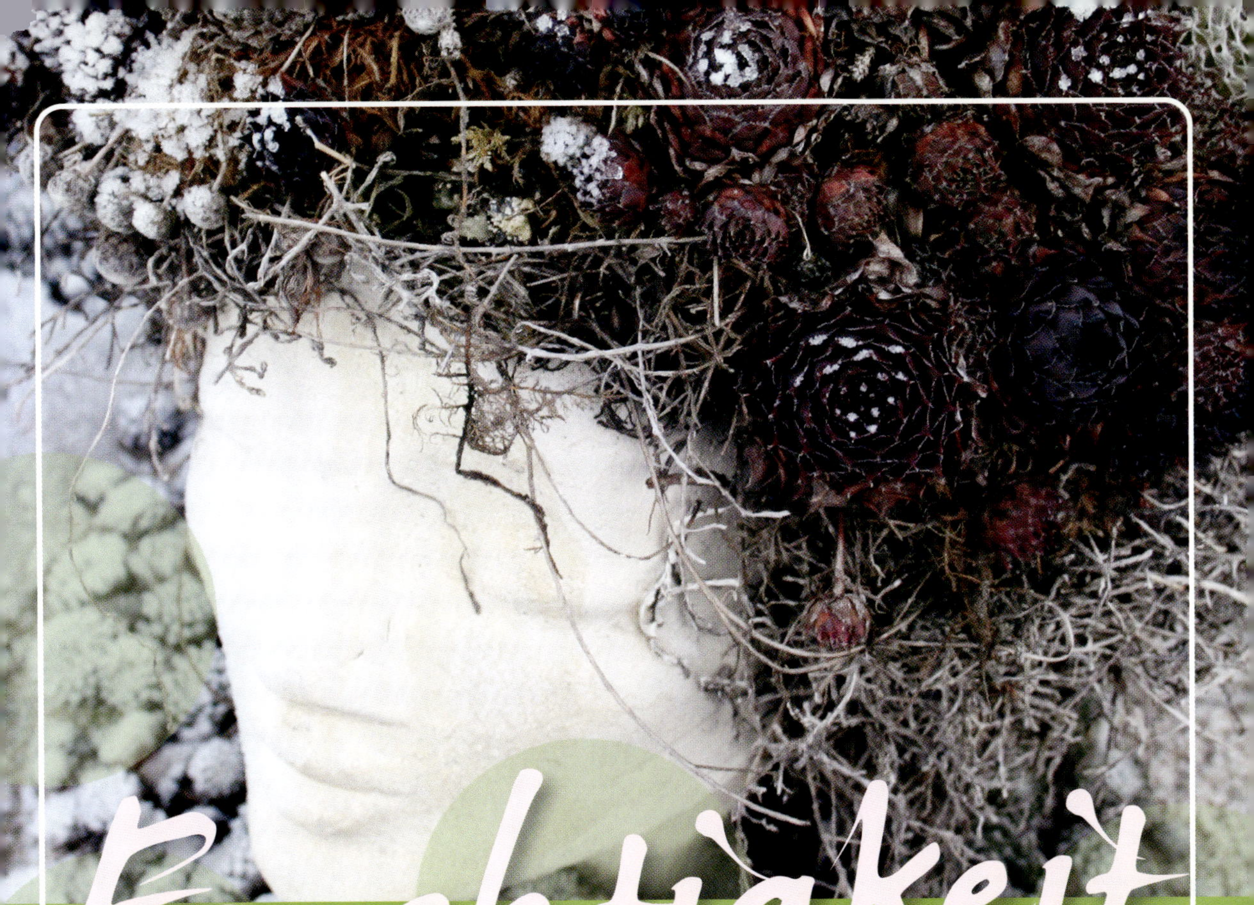

Feuchtigkeit & Pflege für die Haut

Nach der Reinigung kommt die Pflege! Den besten Schutz für die Haut produziert die Haut selbst. Oberstes Ziel der Pflege ist es deshalb, die Hautzellen bei dieser Selbsterhaltung zu unterstützen. Wie schon bei der Reinigung braucht aber jeder Hauttyp in Abhängigkeit vom Alter eine bestimmte Pflege. Daneben gilt es, besondere, beanspruchte Körperpartien wie Gesicht und Hals, Hände und Füße mit speziellen Pflegeprodukten zu verwöhnen. Denken Sie immer daran: Die Haut als unser größtes Organ benötigt auch eine gewisse Aufmerksamkeit.

Grund-programm: Pflege

Bei der Pflege steht die Versorgung der Haut mit Feuchtigkeit im Vordergrund. In vielen Feuchtigkeitsprodukten sind sogenannte Feuchthaltesubstanzen integriert; sie werden als natürlicher Feuchthaltefaktor NMF (Natural Moisturising Factor) bezeichnet.

> Die Haut ist von einem Hydrolipidfilm oder Säureschutzmantel aus Fett, Wasser und wasserlöslichen Stoffen überzogen, der vor Austrocknung und dem Eindringen von Schad- und Reizstoffen schützt und die Verdunstung über sie reguliert.

Unsere Haut ist häufig extremen Einflüssen ausgesetzt: Hitze, Sonne, Kälte, aber auch Stress und Krankheit machen ihr mit zunehmendem Alter zu schaffen. Mit der richtigen Pflege können Sie Ihre Haut vor schädlichen Einflüssen abschirmen und den notwendigen Säureschutzmantel intakt halten.
Großflächig feucht halten kann man die Haut, indem man z. B. nach dem Baden ein Körperöl verwendet. Der aufgetragene Fettfilm verhindert das Abdampfen des Wassers. Nach dem Reinigen, dem Bad oder der Dusche erneuern Fette und Öle die trockene Haut. Sie dringen in die obersten Hautschichten ein, machen die Haut weich und geschmeidig, beseitigen Spannungen und bieten ihr Schutz.

Emulsionen

Eine Emulsion übernimmt die schützende Funktion des Hydrolipidfilms. Sie kann eine Creme, Lotion oder auch Körpermilch sein, die sowohl Wasser beziehungsweise wasserlösliche Komponenten als auch Lipide (Fette) enthält.
Wie Emulsionen jeweils wirken, hängt von ihrer Zusammensetzung ab. Entscheidend hierbei ist die Anordnung der Wasser- und Ölphase in der Emulsion (siehe Seite 32).
Öl-in-Wasser-Emulsionen sind durch Wasser geprägt, in dem feinste Öltröpfchen verteilt sind (Milch). Wassermoleküle umschließen die Fettmoleküle, Öltröpfchen liegen fein verteilt im Wasser vor. Eine solche feuchtigkeitsspendende Creme zieht schnell ein ohne zu fetten und ist vor allem für jüngere und für normale bis fettige Haut tagsüber geeignet.
In Wasser-in-Öl-Emulsionen herrschen Öl und pflegende Fette vor, die abends eine intensivere Pflege bieten. Fettmoleküle umschließen als äußerste Schicht kleinste Wassertröpfchen. Sie ziehen nicht so schnell ein, sorgen aber dafür, dass Feuchtigkeit in den oberen Hautschichten angereichert wird. Sie sind bestens geeignet für trockene und durch häufiges Baden, UV-Bestrahlung oder vom Wetter strapazierte Haut.

Körpermilch (Körperemulsion)

Diese Öl-in-Wasser-Emulsion reguliert den Feuchtigkeits- und Fettgehalt am ganzen Körper. Sie beruhigt irritierte, schuppige und sonnenverbrannte Haut und macht trockene Haut nach dem (Sonnen-)Bad weich und geschmeidig. Sie verteilt sich leicht, dringt schnell ein und darf nicht kleben.

Beistand aus dem Cremetiegel – Tagespflege

Als Tagespflegemittel empfiehlt sich eine streichfähige Öl-in-Wasser-Emulsion, die morgens nach der Reinigung aufgetragen wird. Ob Tagesemulsion oder Tagescreme, hängt vom Hauttyp ab, wobei je nach Hautzustand das Verhältnis von Wasser und Fett variiert.

Bei der Tagesemulsion für trockene Haut ist weniger Öl enthalten als bei der Tagescreme, dafür aber mehr Feuchthaltesubstanzen.

Eine Tagescreme verhindert, dass Schmutz, Umweltgifte, UV-Strahlen oder Make-up in die Haut eindringen. Auch bei Sonne, austrocknender Luft und Wind soll sie die Feuchtigkeit der Haut lang erhalten. Diese Creme für trockene Haut soll möglichst rasch in die Hornschicht einziehen, keinen sichtbaren Fettfilm hinterlassen und leicht abwaschbar sein.

Einfach herzustellende Tagescreme

Als fertige Salbengrundlagen sind Doritin, Ultrabas (höherer Fettgehalt) und Ultrasicc (niedrigerer Fettgehalt) in jeder Apotheke kostengünstig erhältlich. Diese aus fertigen Grundlagen gemischten Pflegecremes werden auch vom Hautarzt als Basis verwendet und sind gut verträglich. Sie haben einen zarten Eigenduft, der selbst für Allergiker geeignet ist. Auch ohne zusätzliche Konservierungsmittel halten sie eine Weile. Die Basiscremes können Sie mit natürlichen Zusätzen, z. B. Ölen, anreichern und für Ihren Hauttyp zusammenstellen.

Je feuchter die Creme sein soll, desto mehr Ultrasicc wird verwendet.

35–40 g Ultrasicc (fettärmere Creme)
5–10 g Ultrabas (fettreichere Creme)
2 g Weizenkeimöl
2 g Jojobaöl
2 g Vitamin E (Alphatokoferol)
Vitamin A, Vitamin D (rezeptfrei in der Apotheke)

Alle Zutaten werden zusammengemischt und können bei Bedarf mit natürlichen Substanzen verbessert werden.

Coldcream

ist eine kühlende Creme mit höherem Wassergehalt. Durch Verdunstung an der Hautoberfläche kühlt sie diese.

Coldcream
Kühlende Salbe
7 g weißes Wachs
8 g Walratersatz
60 g Mandel- oder Erdnussöl
25 g destilliertes Wasser
1 Tropfen ätherisches Öl (Pfefferminze oder Rose) auf 50 g Salbe

Fettschmelze: Wachs und Walratersatz schmelzen, Mandelöl portionsweise zusetzen und fast bis zum Erkalten rühren.
Wasserphase: Wasser nach und nach in etwa 15 Minuten einrühren.
Zuletzt ätherisches Öl unterrühren.

Rosen-Mandel-Creme für trockene, strapazierte Haut

30 ml Mandelöl
50 g Ultrasicc
20 ml Rosenwasser

Mandelöl und Ultrasicc zusammenrühren, langsam Rosenwasser untermischen.

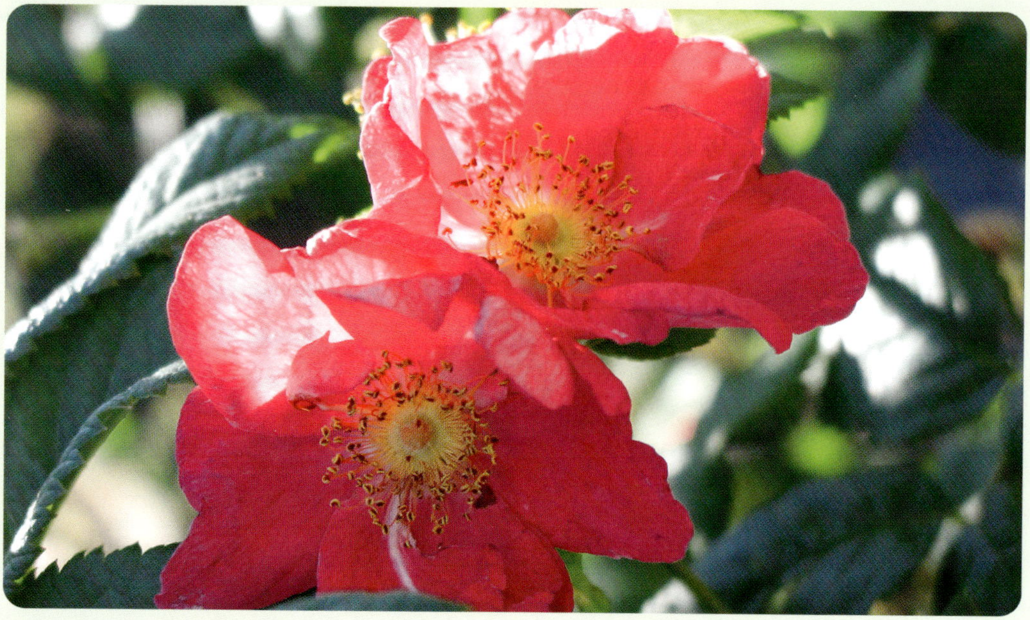

Rosa gallica 'Officinalis' wurde schon früh zur Gewinnung von Arznei- und Duftstoffen verwendet.

Rosencreme für reife Haut

25 g getrocknete Rosenblütenblätter
50 ml Olivenöl
25 ml Rosenwasser
50 g Ultrasicc
75 g Doritin

Duftende Rosenblütenblätter zwei Wochen an einem dunklen warmen Ort in Öl ziehen lassen, durch Kaffeefilter laufen lassen, den Rückstand gut auspressen. Rosenwasser dazugeben und mit Ultrasicc zusammenrühren.

Salbeicreme für trockene Haut

15 g Salbeiblätter
50 ml destilliertes Wasser
80 g Ultrabas

Blätter mit kochendem Wasser überbrühen und zugedeckt erkalten lassen, filtrieren, Rest ausdrücken, Absud in Ultrabas einrühren, bis eine streichfähige Konsistenz erreicht ist.

Stiefmütterchencreme für reife Haut

15 g wilde Stiefmütterchen
50 ml destilliertes Wasser
15 ml Orangensaft
10 ml Avocadoöl
50 g Doritin

Blüten mit kochendem Wasser überbrühen und zugedeckt erkalten lassen, filtrieren, Rest gut ausdrücken. Diesen Tee, Saft und Öl in Doritin einrühren.

Käspappelcreme für trockene Haut

10 g Käspappelblüten
125 ml destilliertes Wasser
15 ml Reisöl
5 g Honig
50 g Doritin

Einen Kaltauszug bereiten, diesen filtrieren, den Rest ausdrücken, den Absud in Doritin einrühren, bis eine streichfähige Konsistenz erreicht ist.

„Veilchenwurzel“-Creme für normale Haut

40 g gemahlene Iriswurzel
40 ml Rosenwasser
30 ml Traubenkernöl
40 g Doritin

In heißem Wasserbad Pulver und Rosenwasser glatt rühren, Öl und Doritin mischen und untermengen.

Petersiliencreme für sensible Haut

5 g frische Petersilie
10 g Olivenöl
10 ml Mandelöl
50 g Doritin

Petersilie mit Olivenöl übergießen und vier Tage zugedeckt ziehen lassen, Filtrat mit Mandelöl vermengen, die Masse unter das Doritin mischen.

Schachtelhalm-Faltencreme

10 g Schachtelhalm
50 g destilliertes Wasser
15 g Weizenkeimöl
10 g Honig
50 g Doritin

Kraut mit kochendem Wasser überbrühen und zugedeckt erkalten lassen, filtrieren, Rückstand ausdrücken. Auszug mit Öl und Honig mischen und in das Doritin einrühren. Mehrmals täglich auftragen.

Hamameliscreme für reife, trockene und empfindliche Haut

45 g Ultrabas
15 ml Hamameliswasser
15 ml Mandelöl

Flüssige Substanzen langsam in die Basiscreme einfließen lassen, damit alles Wasser aufgenommen werden kann.

Glatte Petersilie lässt sich besser verarbeiten. Eine Creme ist schnell hergestellt.

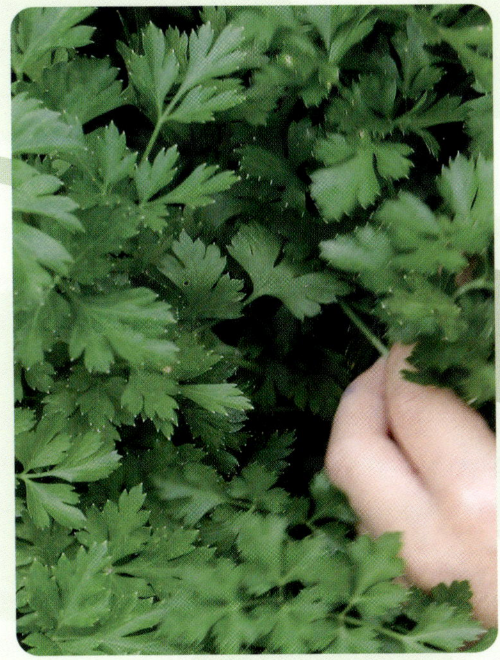

Ackerschachtelhalm – voller wirksamer Inhaltsstoffe für Kosmetik und Pflanzenschutz.

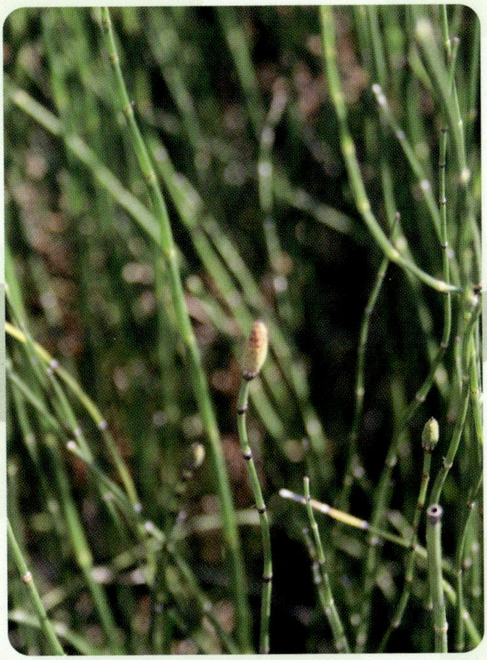

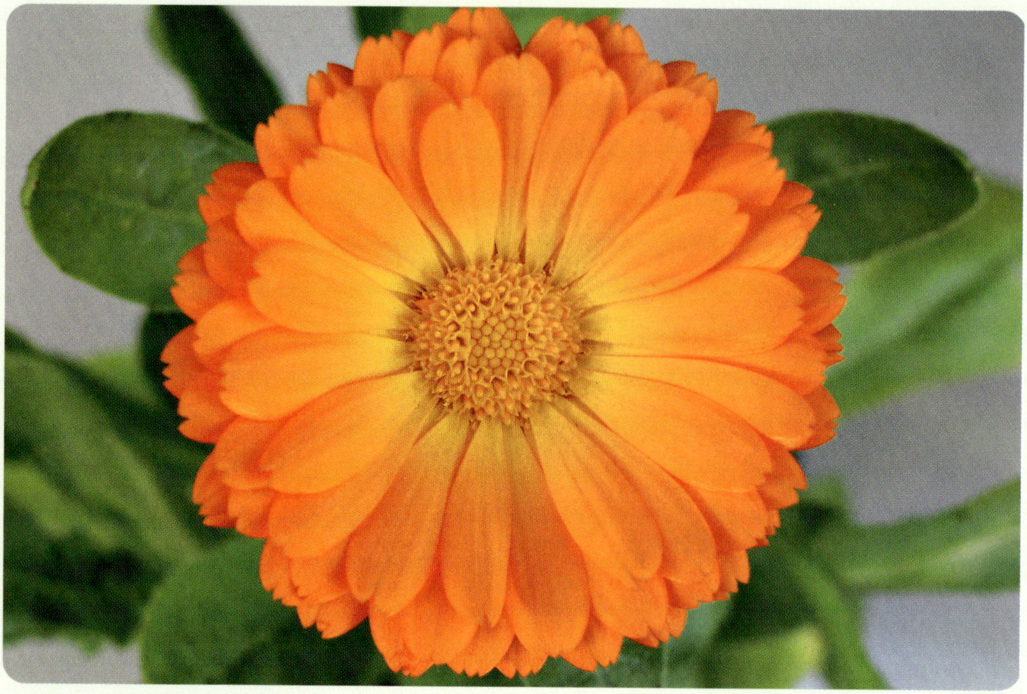
Ringelblumen sind Grundlage vieler kosmetischer Produkte.

Hirtentäschelcreme bei Couperose

10 g Hirtentäschelkraut
50 ml destilliertes Wasser
15 ml Zitronensaft
10 ml Avocadoöl
50 g Ultrabas

Blätter des Krauts mit kochendem Wasser überbrühen und zugedeckt erkalten lassen, filtrieren, den Pflanzenrest gut ausdrücken. Diesen Absud mit Zitronensaft vermischen, vorsichtig mit dem Öl in Ultrabas einrühren.

Ringelblumencreme bei Akne

10 g Ringelblumenblüten
50 ml destilliertes Wasser
10 ml Olivenöl
40 g Doritin

Blüten mit kochendem destilliertem Wasser überbrühen und zugedeckt erkalten lassen, filtrieren, den Rest ausdrücken. Diesen Absud mit Olivenöl mischen und in das Doritin einrühren.

Beistand aus dem Cremetiegel – Nachtpflege

Über Nacht läuft ein faszinierendes Anti-Aging-Programm ab; nicht umsonst wird der berühmte Schönheitsschlaf so sehr gelobt. Die Haut produziert in dieser Ruhephase in erhöhtem Maße Eiweiße, Enzyme und Hormone, um freie Radikale zu bekämpfen. Schadstoffe werden abgebaut, alte Hornschüppchen abgestoßen, die Wundheilung und Regeneration nach UV-Bestrahlung beschleunigt.
Etwa eine Stunde nach dem Einschlafen beginnt die erste Tiefschlafphase, die die Schönheit fördert: Wenn die Haut entspannt und das Stresshormon Cortisol blockiert ist, zeigen Nachtcremes ihre

regenerative Wirkung. Die Produktion neuer Zellen wird ebenso gesteigert wie die Bildung von Kollagen- und Elastinfasern. Selbst Pigmentflecken sollen verblassen.
Eine Nachtcreme ist meist eine Wasser-in-Öl-Emulsion, also fettreicher als eine Tagescreme, und enthält oft viele Wirkstoffe, die tief eindringen. In den tieferen Schichten soll sie die Zellen regenerieren und die Epidermis durch Feuchthaltesubstanzen mit Feuchtigkeit versorgen.
Eine Nachtcreme wird abends nach der gründlichen Reinigung der Haut aufgetragen, sodass sie während der Nachtruhe einziehen und wirken kann.

Tipp

Bei extrem trockener, fettarmer Haut kann morgens nach der Reinigung eine Nachtcreme aufgetragen werden, die man einziehen lässt. Darauf kommt eine Tagescreme, die verhindert, dass mit der Nachtcreme Umweltgifte und Staub in untere Schichten gelangen.

Eine Nachtcreme mit Aloe vera unterstützt die Regeneration der Haut durch Vitamin C und E und ist für jeden Hauttyp geeignet.

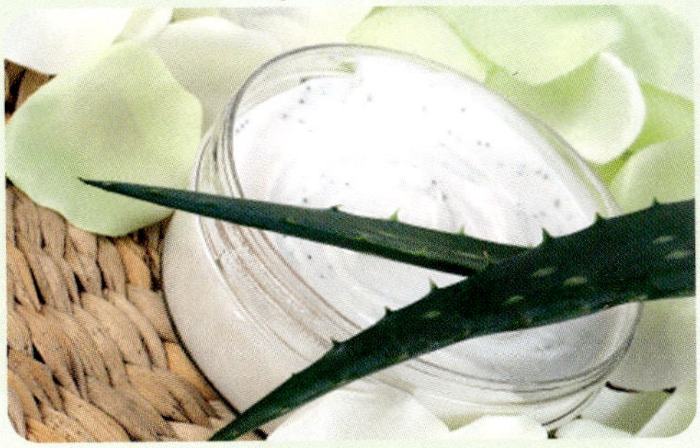

Regenerationsnachtcreme

10 ml Sojaöl
5 ml Reisöl
10 ml Weizenkeimöl
10 ml Hamameliswasser
60 g Doritin
Zutaten nacheinander vermischen.

Gehaltvolle Nährcreme

15 ml Sonnenblumenöl
15 ml Mandelöl
10 ml Avocadoöl
70 g Doritin
Zutaten nacheinander vermischen.

Sommer, Sonne, Sonnenbrand

Es gibt drei Arten von UV-Strahlung:

- UVA = Altern: Die Strahlung dringt in tiefere Hautschichten ein und verursacht vorzeitiges Altern.
- UVB = Bräunen
- UVC = Cancerogen, krebserregend

Vor UV-Strahlung schützt sich der Körper mit den Pigmentzellen. Hier wird der natürliche Sonnenschutz der Haut, das Melanin, gebildet, das an die Hornzellen abgegeben wird. Menschen besitzen eine ganz unterschiedlich hohe Anzahl an Pigmenten, was sich beim Sonnenbad dann bemerkbar macht.

Die UVA-Strahlen in Solarien bräunen zwar die Haut, bauen aber nicht die natürliche Lichtschwelle auf, die vor Sonnenbrand schützt. Die UVA-Dosis in Solarien ist außerdem bis zu zehnmal höher als in der Sonne.

Sicheres Sonnenbad

Damit Sie beim Sonnenbaden Ihrer Haut nicht schaden, gibt es einige einfache Regeln:

- Mittags sind die UV-Strahlen am aggressivsten – die Sonne meiden.
- Auf langes Sonnenbaden verzichten.
- Immer eine auf den Hauttyp abgestimmte hochwertige Sonnencreme oder -milch mit einem hohen Schutzfaktor verwenden. Häufig auftragen, denn auch sonnengebräunte Haut braucht Schutz. Mehrmaliges Auftragen verlängert aber nicht die geschützte Zeit. Sonnenschutz-Produkte nach dem Schwimmen erneuern!
- Nach dem Sonnenbad bringt ein Après-Produkt Feuchtigkeit und Nährstoffe.

Leider gibt es noch keine Naturkosmetik mit einem entsprechenden Lichtschutzfaktor. Cremes mit Aloe vera, Arnika, Avocadoöl, Hagebuttenöl, Johanniskraut, Jojobaöl, Kamille, Ringelblume, Vitamin A und E sowie Weizenkeimöl leisten aber gute Dienste, wenn man auf zu viel Sonnenlicht verzichtet. Zwei Öle sollen dennoch vorgestellt werden, die für eine problemlose und sonnenunempfindliche Haut geeignet sind. Die Zutaten erhalten Sie in der Apotheke.

Sonnenschutzöl

40 ml Paraffinöl
14 ml Isopropylmyristat
3 ml öllöslicher Nussextrakt
1 ml Prosolal S 9 oder Parsol MCX oder Parsun
Geben Sie die Zutaten direkt in eine verschließbare Flasche (60 ml) und schütteln Sie zum Vermischen kräftig durch.

Sonnenmilch

1 g Prosolal S 9
20 g Ultrasicc
Mit Wasser auf 50 g auffüllen. Es kann auch mehr Wasser verwendet werden, wenn die Milch dünnflüssiger werden soll.

Was Sie noch für Ihre Haut tun können

Eine Gesichtsmassage mit Traubenkernöl polstert die Haut auf, macht sie weich und glatt. Dazu Zeige- und Mittelfinger der Hände in Traubenkernöl eintauchen und in kreisenden Bewegungen über Wangen, Stirn und Kinn bewegen. Unter den Augen mehrfach Halbkreise nachfahren.

Ohrenpflege

Schreiben Sie es sich hinter die Ohren, dass diese oft bei der Pflege vergessen werden. Schuppenbildung hinter den Ohren kann durch Parfüm ausgelöst werden. Ein guter Grund, Ohren außen mit in Mandelöl getauchten Wattestäbchen und danach mit einem groben, feuchten Frotteelappen kräftig zu säubern.

Oft vernachlässigt – Hals und Oberarme

500 Drehbewegungen, 200-mal Nicken und ein paarmal den Kopf schütteln pro Tag – der Hals ist immer in Bewegung. Nur im Schlaf liegt er für Stunden „zerknautscht“ in weichen Kopfkissen. Zu wenig Augenmerk wird nach der Demarkationslinie zwischen Kinn und Brust

dem Hals geschenkt. Schade, denn wollen Sie es den chinesischen Faltenhunden nicht nachtun, ist hier besondere Zuwendung wünschenswert. Gerade Hals und Dekolleté waren nicht nur im Blickpunkt von Dichtern und Minnesängern, sondern brachten Frauen je nach Mode ganz offiziell oder nur in den eigenen vier Wänden vermehrte Aufmerksamkeit. Wer auch im nächsten Sommer noch einen schönen Ausschnitt zeigen will, muss sich rechtzeitg um die besondere Hautpartie kümmern, denn: Pflegesünden kommen schnell ans Licht!

Halspflege

- Gründliche Reinigung am Abend.
- Vor dem Schlafengehen etwas Mandelöl oder Lanolin in kleinen Kreis- und sanften Klopfbewegungen einmassieren, ohne an der Haut zu rubbeln, zu reißen oder zu ziehen.
- Möglichst flach mit gut abgestütztem Nacken schlafen.
- Morgendliche Waschung mit Borax oder Mineralwasser. Leichte Rötungen danach sind ein Hinweis auf gute Durchblutung.
- Ab und zu eine Massage mit einer Massagebürste oder einem Massagehandschuh und danach eine leichte Nährcreme in sanften, schnellen Aufwärtsbewegungen auftragen.
- Alles was auf den Hals kommt, bringt man von der Brust Richtung Kinn auf die Haut.
- Alles was mit trockenen Fingern am Hals gemacht wird, findet in der umgekehrten Richtung statt.

Legen Sie alle zwei Wochen einen Schönheitsölwickel auf: Dazu zwei Esslöffel leicht erwärmtes Mandelöl oder Weizenkeimöl und ein Eigelb mischen und schnell und reichlich aufpinseln. Die Mischung mit einem Baumwolltuch über Nacht abdecken (den Schonbezug nicht vergessen). Morgens mit viel Wasser abspülen und Ölreste mit einem feuchten Tuch entfernen.

Eine Variante für Eilige gibt es auch: In warmen Kamillentee getränkte feuchtwarme Tücher um den Hals schlingen und sich einige Minuten flach und ausgestreckt hinlegen. Bei dem erwarteten Effekt lassen Sie den Kopf sicher nicht hängen!

Tipp

Kleine Hautunreinheiten kommen gern busennah zum Vorschein. Hier hilft eine Abreibung mit einer halbierten Zitrone oder einem Apfel, die zusammenziehend wirken. Auch eine leichte Fettcreme nach der täglichen Dusche ist für diese fettarme Haut eine Wohltat.

An Armen und Beinen verliert die Haut früher an Spannkraft. Die nachlassende Hormonproduktion lässt mit der Zeit Bindegewebsfasern ausleiern und die Haut wird trockener und dünner. Mit etwa 35 Jahren zeigt vor allem die Haut an den Arminnenseiten die Kehrseite der Erdanziehung. Spätestens „... wenn die Oberarme länger winken als man selbst“ (Zitat von Joan Collins), wird es Zeit, etwas dagegen zu tun.

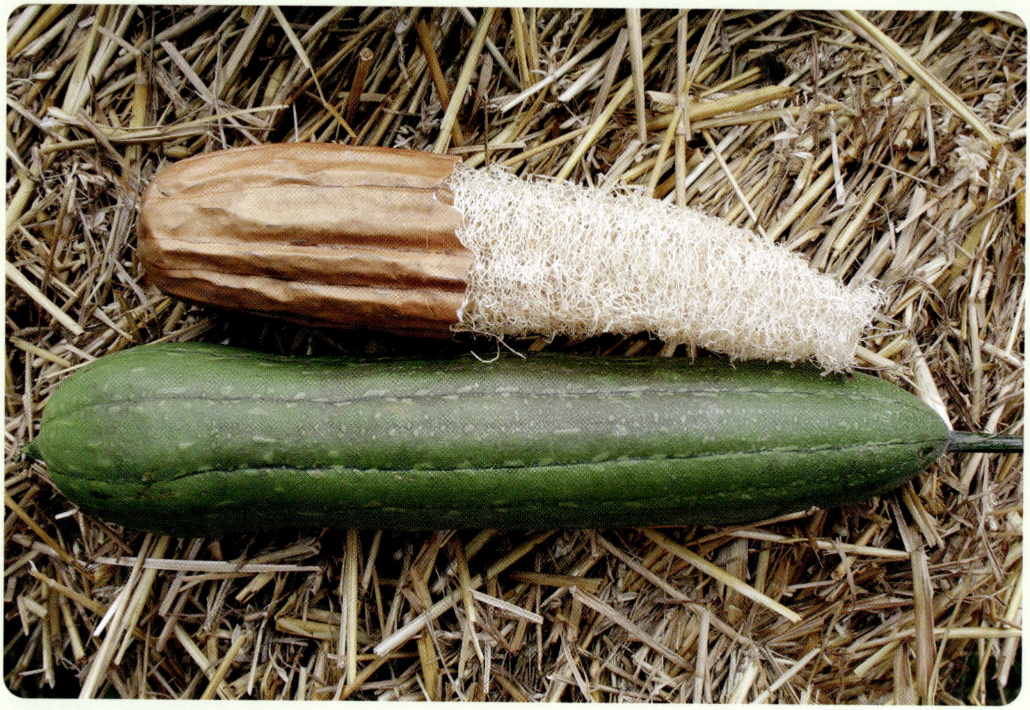

Aus einer Pflanze gewonnen – Luffaschwämme reinigen besonders effektiv.

Kein Durchhänger

Regelmäßige Bewegung (Laufen, Radfahren) sorgt ebenso wie gezielte Kraftübungen, ausgewogene Ernährung und viel Trinken (mindestens 2 l pro Tag) für straffe Arme. Wer ein bekennender Warmduscher ist, dem könnten Eiswürfel helfen. In ein Handtuch gehüllt und damit über die Oberarme gerieben, werden diese zum Ersatz für den Kreislauf anregende, durchblutungsfördernde sowie hautfestigende Wechselduschen.

Glatt poliert

Einmal pro Woche tut Ihren Oberarmen ein Armpeeling gut, und rauen Ellbogen können Sie mit einem Luffaschwamm zu Leibe rücken. Geben Sie diesen Körperteilen Saures – Ihren Ellbogen ebenso wie den Knien. Versenken Sie die rauen Stellen für einige Minuten in ausgepresste Zitronenschalen oder reiben Sie sie mit einer Zitronenhälfte ein. Die enthaltene Fruchtsäure löst Hornschüppchen und hellt die Haut etwas auf.

Eingewickelt

Etwas warmes Olivenöl oder Mandelöl pflegt die Haut nach Reinigung und Peeling. Wenn Sie Ihre Oberarme zweimal täglich mit einer reichhaltigen Creme versorgen, werden diese sich bald straffer anfühlen und auch so aussehen.

Cremes mit weißem Tee festigen das Bindegewebe und tragen zur Hautstraffung bei. Straffungsprodukte aus gewebestärkendem Phytoöstrogen (es gibt Pflanzenstoffe mit östrogenen und antiöstrogenen Wirkstoffen!) – ganz ohne unerwünschte Nebenwirkungen – besitzen etwa Sojaextrakte, Getreidekleie, Hopfen (Bier) und Salbei. Anti-Cellulitis-Produkte sind damit nicht nur für Oberschenkel eine Wohltat.

Tipp

Tauchen Sie Mullbinden in eine Mischung aus einem Becher Schlagsahne und fünf Tropfen Rosmarinöl und wickeln Sie diese zehn Minuten um die Arme, das macht die Haut straff und fest.

Pflege für Hand und Fuß

Hände und Füße sind als „Greif- und Laufinstrumente" und Tastsinnesorgane extremen Anforderungen ausgesetzt.

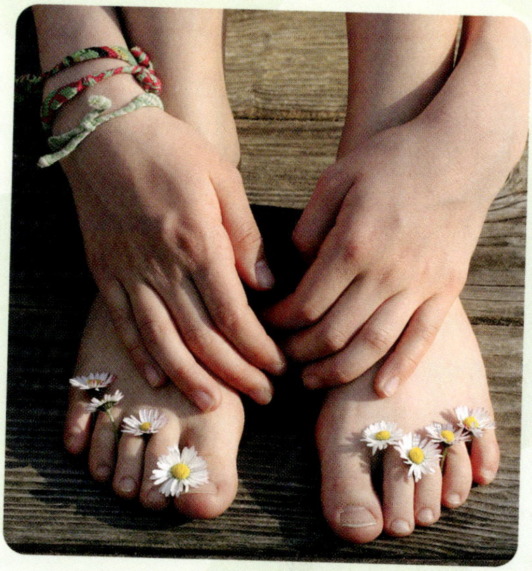

Unsere Hände erlauben schon Kleinkindern zu fassen und zu greifen. Die Präzision dafür schaffen zahlreiche Sensoren an den Fingerkuppen. Allein in der Innenfläche der Hand nehmen etwa 140 Fühlkörperchen pro cm^2 Druck-, Bewegungs- und Vibrationsreize auf. Über 70 000 Nerven enden auch in der Fußsohle, die unter enormen Belastungen steht. Hände und Füße stehen bei der Pflege deshalb besonders im Rampenlicht und verdienen alle Aufmerksamkeit.

Einige Pflegetipps

Mit dem Winter gehen für viele Menschen trockene, rissige Füße und Hände einher. Wärmen Sie zwei Esslöffel Sesamöl im Wasserbad und massieren Sie das Öl anschließend zwei Minuten in Hände und Füße ein. Dünne Baumwollhandschuhe oder Socken darüber, und gute Nacht! Mit pflanzlichen Wirkstoffen angereicherte Cremes sind noch empfehlenswerter und verwöhnen die beanspruchte Haut. Aber sogar eine einfache Hirschtalgcreme reicht für ein vorzeigbares Ergebnis am nächsten Morgen aus. Die Cremes wirken über Nacht wahre Wunder, was am Thermoeffekt liegt. Die Wärme steigert die Durchblutung, die Poren öffnen sich und die Haut saugt einem Schwamm gleich die pflegenden Wirkstoffe auf.

Einfache Handcreme für trockene Hände

Kartoffelhandcreme

1 kleine rohe Kartoffel
5 ml frisch gepresster Zitronensaft
10 ml Avocadoöl
50 g Doritin

Die geschälte Kartoffel fein reiben und durch ein engmaschiges Sieb pressen. Den Zitronensaft untermischen – er stoppt die Oxidation. Die Mischung zusammen mit dem Öl rasch unter das Doritin rühren. Die Creme ist nur kurz haltbar, deshalb sollten Sie nur geringe Mengen anfertigen.

Ringelblumencreme für rissige Haut

8 g Ringelblumenblüten
100 ml destilliertes Wasser
50 g Ultrabas
Blüten mit kochendem Wasser überbrühen und zugedeckt erkalten lassen, filtrieren, Rest ausdrücken. Den Absud in die Grundcreme einrühren, bis eine streichfähige Konsistenz entsteht.

Bei rissigen Händen und Füßen hilft auch die Mischung aus je einer Hälfte Olivenöl und Apfelessig beziehungsweise ein Mix aus 1 dl Glyzerin und 3 dl Weinessig. Wenn Sie die Hände nach jedem Händewaschen und vor dem Schlafengehen damit einreiben, können Sie sich dank glatter und geschmeidiger Haut ins Fäustchen lachen.

Wer etwas mehr Zeit hat, kann sich auch an die Zubereitung einer aufwendigeren Creme wagen. Sie besteht aus:
45 % Vaseline
25 % Wasser
20 % Glyzerin
10 % getrocknete Kräuter (z. B. entzündungshemmende und wundheilungsfördernde Ringelblume, Zitronemelisse, Kamille, Salbei oder Zaubernuss)
Vaseline im Wasserbad schmelzen, alle anderen Zutaten zusetzen und drei Stunden warm halten; dazu das Wasserbad immer nachfüllen! Vor dem Erkalten abseihen und so lange rühren, bis die Mischung beginnt einzudicken. In lichtundurchlässige Gefäße einfüllen und diese kühl aufbewahren.

Wohltuendes Bad für Arme und Hände

In eine große Schüssel mit warmem Wasser je ein Esslöffel Schafgarbe und Honig geben und die Arme bis zum Ellbogen für 15 Minuten eintauchen.

Altersflecken

An Händen und Armen können Altersflecken ausgeprägt sein. Mit einer Mischung aus zwei Teelöffeln Apfelessig und einem Teelöffel Zwiebelsaft lassen sie sich jedoch aufhellen. Abends auftragen und über Nacht einwirken lassen. Öfter anwenden!

Bleichungscreme

10 g Brunnenkresseblätter
40 ml destilliertes Wasser
15 ml frischer Zitronensaft
50 g Doritin
Blätter mit kochendem Wasser überbrühen und zugedeckt erkalten lassen, filtrieren, Rest gut ausdrücken. Tee und Saft in Doritin einrühren.

Nagelpflege

Leicht abbrechende, splitternde oder sich verfärbende Nägel zeigen oft einen Mangel an Kieselsäure, Kalzium oder Natrium. Sprechen Sie mit Ihrem Arzt darüber! Brüchige Nägel können entstehen, wenn Sie zu viel mit Wasch- und Putzmitteln in Berührung kommen, die der Haut Fett entziehen, sowie durch die Behandlung mit Lacken und Nagellackentfernern. Führt man den Nägeln wieder Fett in Form von z. B. reinem Olivenöl zu, kann man den Schaden oft in Grenzen halten.

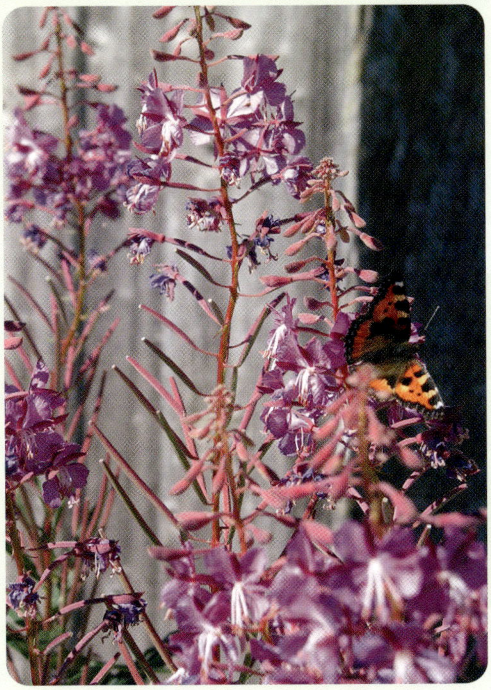

Weidenröschen wachsen an Wegesrändern und in lichten Wäldern, mitunter auch im Garten an eher feuchten Stellen.

Grüße an die Füße

Die Informationen laufen von den Füßen durch den Körper in ganz bestimmte Organe, darüber sind sich Fußreflexzonen-Experten einig. Mit den geeigneten Mitteln und sanftem Druck können Reflexzonen zielgerichtet stimuliert werden. Wohlgeformte Steine in einer Waschschüssel sorgen für einen Massageeffekt. Wenn das Thermometer im Juli und August mitunter fast tropische Temperaturen zeigt, heißt es cool bleiben. An diesen „Hundstagen" erfrischt ein Fußbad.

Durchblutungsfördernde Bäder

Auch kalte Lehmauflagen und -wickel kühlen im Sommer durch den Entzug von Flüssigkeit und Hitze. Dazu wird ein Heilerde-Lehmpulver (aus Apotheke oder Drogerie) mit Wasser und einem Schuss Weißwein oder Obstessig dickflüssig angerührt. Schwere und schmerzende Beine damit fingerdick bestreichen. Die Lehmpackung soll eine halbe Stunde einwirken.

Wachmacher-Fußbad

Geben Sie in eine große Schüssel einige glatte Steine, Wasser und Pflanzenauszüge von Minze-, Salbei- oder Eichenrinde, die eine adstringierende und erfrischende Wirkung haben.
Zu enge, luftundurchlässige Schuhe begünstigen die Entstehung von Fußschweiß und Fußpilz. Auslüften ist hier ebenso angesagt wie das oben beschriebene Wachmacher-Fußbad.

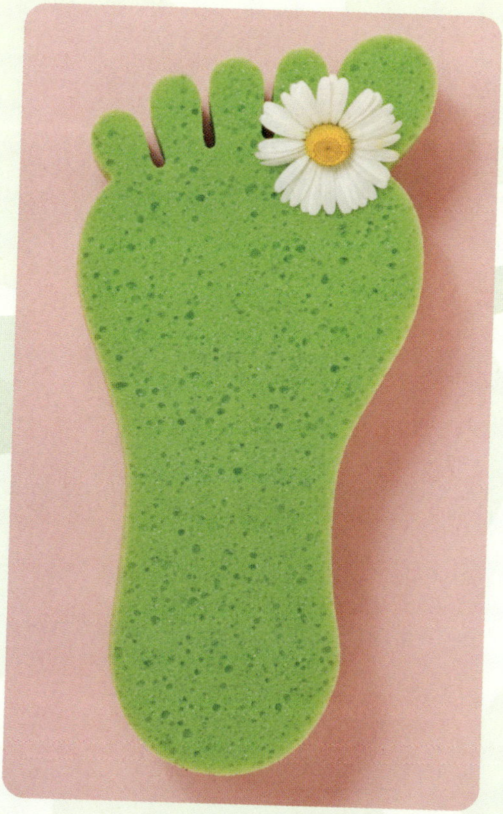

Bodenhaftung

Hornhaut entsteht an Händen und Füßen durch eine zu hohe Beanspruchung der Haut.
Vorbeugend wirken Bäder und anschließendes Eincremen mit Hirschtalg, der mit Pflanzenextrakten angereichert sein kann. Weich machende Salben und Pflaster enthalten Salicyl- oder Milchsäure.
Hühneraugen sind eine durch dauernden Druck auf knochennahe Haut bedingte, oft schmerzhafte Hornschwielenbildung mit zentralem, in die Tiefe gerichtetem Sporn und Verhornungen. Hier gilt es, Ursachen wie drückende Schuhstellen zu beheben; Abreiben mit Bimsstein, Hornhauthobel oder -feile oder Hornhautpflaster helfen, während spezielle Hühneraugenringe den Druck nach außen leiten.

Gegen Hornhaut und Hühneraugen

Verhornte Stellen, Schwielen oder Hühneraugen können Sie mit Apfelessig reduzieren. Nach einem zehnminütigen Bad in warmem Seifenwasser werden die Füße gut abgetrocknet. Ein in reinen Apfelessig getränktes Gazestückchen wird auf die verhornte Stelle gelegt und mit einer Mullbinde oder Baumwollsocke fixiert. So lange über Nacht wiederholen, bis die verhornte Stelle sich aufgelöst hat.

Tipp

Ein nächtlicher Geheimtipp bei Verhornungen ist Akazienhonig. Er enthält nicht nur viel Zucker und Spurenelemente, sondern ist für seine reparierenden Eigenschaften bekannt.

Spezialzonen: Mund und Augen

Gewissenhafte Mundhygiene (außen und innen) zaubert nicht nur ein schönes Lächeln hervor. Sie steigert auch unser Wohlbefinden, denn ein gesunder Mund trägt viel zum Funktionieren des Immunsystems bei.

Schöne Zähne – schönes Lachen

Schon deshalb sollten Sie den Mund gern voll nehmen: zumindest was die Zahnbürste angeht. Denn im Vergleich zu ebenen Borstenfeldern sollen schräg stehende Borsten sowie Interdentalreiniger mehr Zahnbelag (Plaque) entfernen. Allerdings nur dann, wenn Sie morgens nach dem Frühstück und abends vor dem Schlafengehen den Zähnen zwei bis drei Minuten Zuwendung gönnen.
So wird's gemacht: Die Bürste an den Zahnfleischrand setzen, in kurzen Bewegungen kreisen und die Bürste

leicht vom Zahnfleisch zu den Zähnen bewegen. Kräftiges Schrubben schädigt dagegen Zahnfleisch und Zahnschmelz und die Zähne werden nicht sauberer. Nicht vergessen werden darf die Zunge. Auch wenn die Bürste nach einem Monat immer noch wie neu aussieht - weg damit, den sie ist voll mit Bakterien. Den Gang zum Zahnarzt, und zwar zweimal pro Jahr, dürfen Sie dabei jedoch ebenfalls nicht vergessen.

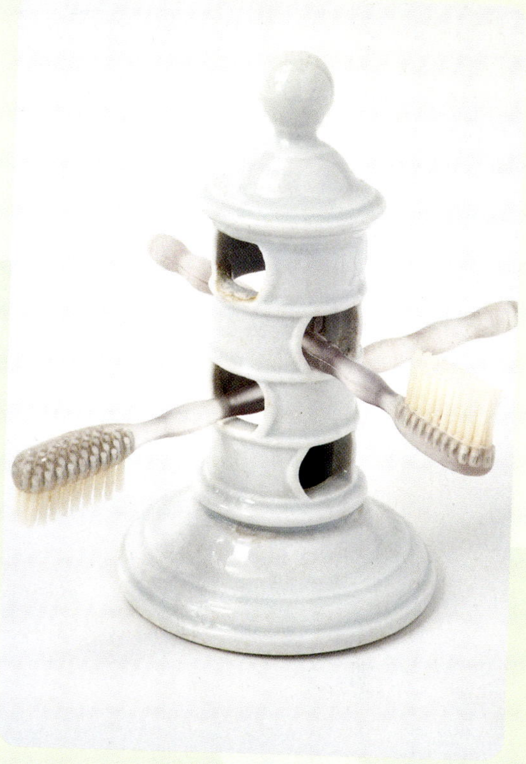

Putzkräfte aus der Natur

Koffer gepackt? Zahnpasta vergessen? Macht nichts, mit Salzwasser steht Ihnen eine kräftige Putzkraft aus der Natur zur Verfügung, wenn auch der Geschmack etwas gewöhnungsbedürftig ist. Selbst ganz gewöhnliches Trinkwasser hilft gegen frische Verfärbungen. Bei Zahnverfärbungen hilft außerdem eine zweiminütige Spülung mit Apfelessig nach jedem Zähneputzen.

Mundwasser

Sparen Sie sich die Mundpflege nicht vom Mund ab! Denn gegen schlechten Geschmack im Mund oder Mundgeruch hilft bereits das Gurgeln mit einem Glas Wasser, dem 1 Teelöffel Apfelessig zugesetzt wird.
Bei Mundwässern heißt es, das richtige Blatt in den Mund nehmen. Blitzblanke Zähne und frischen Atem gewährleisten Pfefferminze & Co, auch in Form selbst hergestellter Zahnseide:

Herstellung von Zahnseide

(1) Pfefferminzöl
25 g Pfefferminzblüten und -blätter
50 ml Mandelöl
15 ml Reisöl

Das zerkleinerte Kraut vier Tage an einem dunklen warmen Ort in der Ölmischung ziehen lassen, durch einen Kaffeefilter laufen lassen, den Rückstand gut auspressen. (Das Öl hilft auch bei Kopfschmerzen, wenn es auf die Schläfen gestrichen wird.)

(2) Zahnseide
10 ml des in (1) hergestellten Pfefferminzöls
10 g Lanette N
1 Garnrolle, weiß, dick
1 leere Garnrolle
Öl und Wachs bei niedriger Hitze schmelzen, auf einen Teller oder in Kerzenform gießen. Solange das Wachs noch nicht fest ist, das Garn durchziehen und auf eine Garnrolle wickeln.

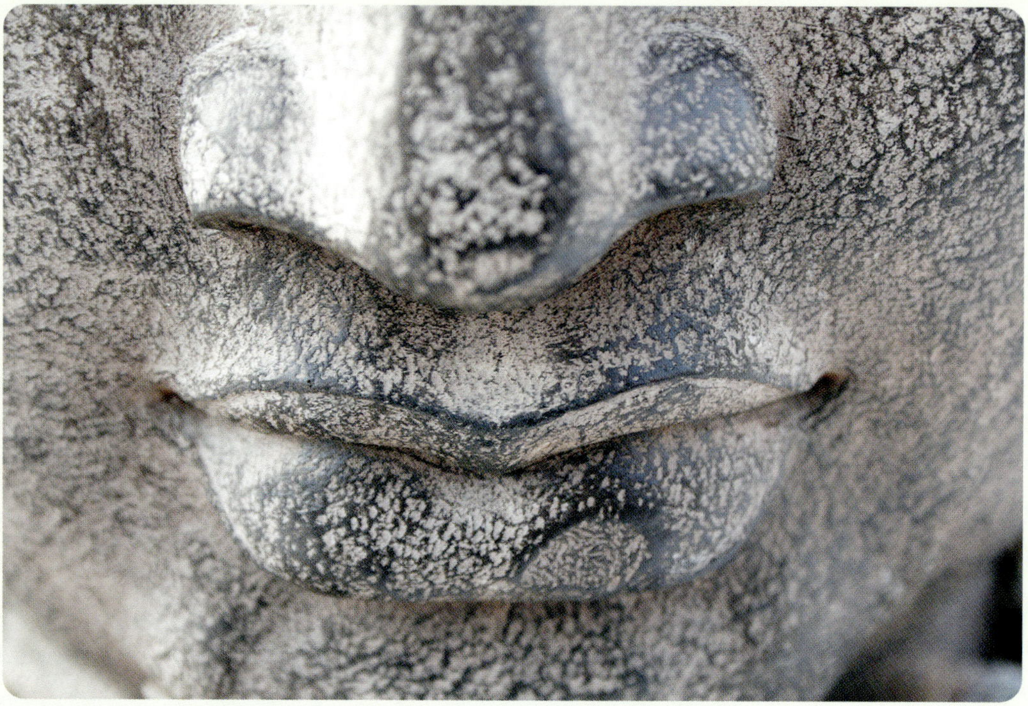

Spröde, raue Lippen brauchen etwas Zuwendung und die richtige Pflege.

Lippenbekenntnisse

Für einen echten Kussmund bedarf es neben frischem Atem auch der perfekten Lippenpflege. Die dünne Haut unserer Lippen muss täglich immerhin etwa 15 000 Bewegungen verkraften. Tausende Blutgefäße und Nervenenden sitzen direkt unter der extrem dünnen Hornschicht. Lippen haben keinen Eigenschutz wie die Haut, die sie umgibt, sie besitzen keine Talgdrüsen und keinen Hautfarbstoff Melanin. Das sorgt für rote Lippen, macht die Haut aber auch empfindlich. Gerade in der kalten Jahreszeit sind Lippen hohen Temperaturschwankungen ausgeliefert: Sonnenlicht und frostige Außentemperaturen, gefolgt von wohlig warmer, gleichzeitig austrocknender Heizkörperluft.

Tipp

Bei trockenen Lippen ist es auch wichtig, genügend zu trinken!

Lippenpflegeprodukte müssen besondere Aufgaben erfüllen:

- trockene Lippen geschmeidig halten,
- den Fettmantel erhalten oder regenerieren, um die Lippen gegen Wärme und Kälte zu schützen,
- Feuchtigkeit spenden, damit keine raue und rissige Haut entstehen kann,
- gegen UV-Strahlen der Sonne durch Filter und Decksubstanzen schützen, da diese auslösender Faktor für Lippenbläschenbildung sind. (Bei Herpes unterstützt Zitronenmelisse den Heilungsprozess.)

Bürstentrick für vollen Erfolg

Schrubben Sie die Lippen mit der Zahnbürste vorsichtig ab, dann werden sie samtweich und erhalten einen ganz natürlichen Volumeneffekt. Traubenkernöl löst dabei abgestorbene Zellschuppen, Nachtkerzenöl sorgt für Feuchtigkeit und kittet feine Risse. Vitamin E killt sogenannte Pliseefältchen und sorgt für Volumen.
Wer in rauen Zeiten unter aufgesprungenen Lippen leidet, pflegt sie am besten mit einer Wundsalbe und schützt sie so vor Bakterien. Auch hier kann die Pflege über Nacht zum Schönheitsgeheimnis werden, denn was den Dünnhäutern durch Essen und Sprechen sonst schnell abhanden kommt, kann nachts dann stundenlang wirken.

Pflegendes Lipgloss (sehr ergiebig)

18 g Rizinusöl
0,5 g Carnaubawachs
0,5 g weißes Bienenwachs
Evtl. 1 Messerspitze Lebensmittelaroma
Evtl. 1 Tropfen Farbpigment
Wachse und Rizinusöl im heißen Wasserbad schmelzen, Mischung rühren, bis sie handwarm ist. Bei Bedarf kann Lebensmittelaroma und Farbpigment zugesetzt werden. Weiterrühren, bis die Mischung ausgekühlt ist. Die geschmolzene Masse wird in einen kleinen Salbentiegel abgefüllt. Alle Zutaten sind in der Apotheke erhältlich. Rasch aufbrauchen, das Lipgloss hält sich nicht länger als ein Vierteljahr im Kühlschrank!

Keine dicke Lippe riskieren

Wenn Sie gern Farbe auf den Lippen tragen, achten Sie auf die natürliche Zahnfarbe. Während strahlend weiße Zähne generell alle Lippenstiftfarben vertragen, sind bei gelb getönten Zähnen blau unterlegte Nuancen (Lilabraun, Mauve, Beerenfarben) ideal und gelbstichige Farben (Orange, Koralle, Kupfer) zu vermeiden. Bei grauem Farbeinschlag stehen Ihnen gelb unterlegte Farbtöne gut zu Gesicht. Überschüssige Lippenstiftfarbe abtupfen, dann kommt sie nicht auf die Zähne. In Fältchen gelaufenen Lippenstift können Sie mit einem angefeuchteten Wattestäbchen entfernen.

Lippenpflegecreme

5 g weißes Bienenwachs
2 g Walratersatz
3 g Kakaobutter
Etwa 10 g süßes Mandelöl
Alle Zutaten vermengen und vom Öl so viel zugeben, dass die Masse noch streichfähig bleibt.
Auch „Honig ums Maul schmieren" hilft bei spröden Lippen, und zwar zweimal wöchentlich nicht zu knapp. Nach zehn Minuten können Sie sich das süße Hausmittel schmecken lassen. Befeuchten Sie die Lippen sonst besser nicht mit der Zunge, denn das trocknet sie noch mehr aus.

Die Augen – Fenster der Seele

Ein warmes Lächeln, ein bedeutsamer Blick – ohne viele Worte können wir mit unseren Augen sprechen. Keine Kleinigkeit entgeht diesen Fenstern zur Welt. Diesem hoch entwickelten Mechanismus mit direktem Draht zum Gehirn sind wir alle

Aufmerksamkeit schuldig, schließlich ist bereits die kleinste Kleinigkeit für das Auge irritierend.

Augenstern

In unserer heutigen Zeit sind die Augen mehr denn je auf vielfältige Weise beansprucht und strapaziert: Sie sind ständig neuen Eindrücken ausgesetzt – von flackernden Lichtern im PC bis zu kaum vorhandener Beleuchtung in den Nächten. Mit der dünnsten und empfindlichsten Haut umgeben, ist das Auge so zu pausenloser Gymnastik gezwungen.

Trainingseinheiten

Nervöse oder müde Augen erfahren Entspannung, wenn Sie an einem Tisch sitzend die Arme aufstützen und Ihre Hände zuerst seitlich an die Augen legen und diese dann ganz abdecken. In dieser angenehmen Dunkelheit schließen Sie die Augen und atmen tief durch. Die Durchblutung fördern Sie, indem Sie mehrmals in Folge intensiv an die Farbe Weiß und danach an Schwarz denken. Abschließend mit steifem Finger leicht auf die geschlossenen Lider drücken. Nehmen Sie sich auch vor dem Einschlafen Zeit zum Relaxen, dann entspannen sich auch die Augen. Oder folgen Sie intensiv den Umrissen und Nerven sämtlicher Blätter einer Pflanze. Das bringt Feuchtigkeit in die Augen, entfernt Staubpartikel und lässt die Augen tatsächlich strahlen.

Augen-Make-up entfernt man am besten mit Mandelöl, das auf angefeuchtete Wattepads geträufelt wird. Dabei zur Nase hin behutsam wegwischen, ohne etwas ins Auge kommen zu lassen.
Ein altes Mittel zur Wimpernpflege ist Rizinusöl, das aber ebenfalls nicht ins Auge kommen sollte. Geben Sie das Öl vorsichtig auf ein kleines Wimpernbürstchen.
Ihre Augenbrauen pflegen Sie täglich mit ein paar kräftigen Bürstenstrichen in alle Richtungen. Beim Zupfen ist Vorsicht angebracht, denn nur eine natürliche Bogenform unterstützt die Ausdruckskraft leuchtender Augen und Ihren ganz eigenen Blick. Schenken Sie Ihren Augen täglich ein bisschen Zeit. Behalten Sie Ihre Augen im Auge!

Augen auf mit Augentrost

Bei der Gesichtsreinigung und bei Masken bleiben Augenpartien ausgespart, die man am besten nur mit Wasser säubert. Wenn Sie Augenfaltencremes verwenden, sollten Sie darauf achten, dass sie sich gut verteilen lassen. Um ein Zerren an der dünnen Haut zu vermeiden, werden sie vorsichtig eingeklopft. Augengels laufen normalerweise nicht ins Auge und können bei verschwollenen Augen abschwellend und kühlend wirkend. Beruhigende, straffende Pflanzenextrakte als Zusatzstoffe von Gels können harmonisierend wirken.
Vor allem bei Erkältungen leidet man unter verschwollenen Augen. Dagegen können Sie jeweils einen Eiswürfel in ein Kosmetiktuch wickeln und diese Packungen auf die geschlossenen Augen legen. Es dauert eine Weile, aber dann wird es angenehm kühl. Wenn Sie die Kälte fast nicht mehr ertragen, Kompressen entfer-

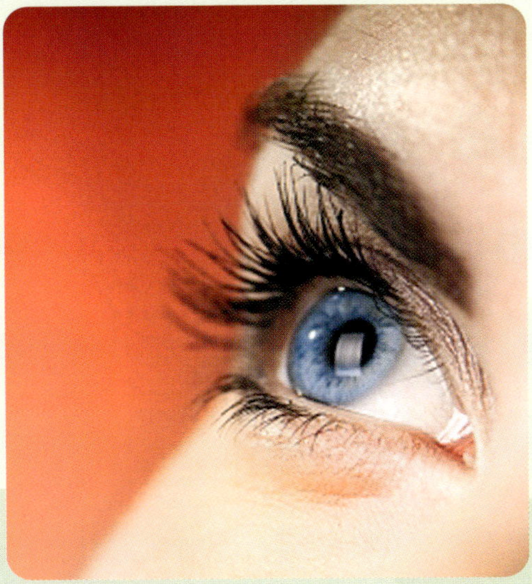

nen. Nach kurzem Augenrollen bei geschlossenen Augen noch einmal mit den Eispäckchen leicht über die Lider und den Brauenbogen streichen. Gelegentliche Tränen (pH-Wert 7,5) tun den Augen übrigens gut. Wer kein Kind von Traurigkeit ist, für den sind entzündungshemmende Kompressen genau das Richtige.

Augentrost, Hamamelis und Schwarzer Tee

- Gegen müde Augen hilft ein Absud von Augentrost, ebenso wie von Hamamelisblättern, aus 5 g getrockneten Kräutern und 0,5 l Wasser.
- Schwarzteebeutel mit heißem Wasser anfeuchten. Sind sie auf Körpertemperatur abgekühlt, etwa zehn Minuten auf die geschlossenen Augen legen.

Augentrostcreme

5 g Augentrostblätter
50 ml destilliertes Wasser
20 g Lanette N
Kraut mit kochendem, destilliertem Wasser überbrühen und zugedeckt erkalten lassen, abfiltrieren, den Rückstand ausdrücken. Lanette N schmelzen, warmes Augentrostwasser zugeben und die Mischung bis zum Erkalten rühren.

Nach der Anwendung einer Augencreme können Sie zwei mit lauwarmem Wasser getränkte Wattepads für zehn Minuten auf die geschlossenen Lider legen.

Kamillentee besitzt zwar das entzündungshemmende Azulen, ist aber für die Augen nicht zu empfehlen, denn es wirkt reizend.

Rund ums Auge

Bestimmte Inhaltsstoffe können regelrecht in die Augen „kriechen" und damit Irritationen auslösen. Bleiben Sie deshalb mit Cremes den Augen fern. Gele und gelartige Cremes sind besser geeignet, sie laufen nicht ins Auge hinein. Die Haut rund um die Augen ist wesentlich feiner und empfindlicher als im übrigen Gesicht und sie gibt gern ihr Alter preis. Im Zeitalter, in dem Botox mimische Falten glättet, haben diese aber auch viel für sich. Mark Twain kann man sicher beipflichten, wenn er sagt: „Falten sind bloß dazu da, um zu zeigen, wo Lächeln war." Und hoffentlich in Zukunft zu finden ist.

Insektenschutz

Zum Thema Pflege gehört auch der Schutz der Haut vor Insekten. Wirksam sind hier vor allem ätherische Öle. Eine sanfte, aber wirkungsvolle Methode zur Abwehr von lästigen Insekten stellen Öle von Lavendel,

Pfefferminze und Zitronenmelisse, aber auch von Zitrone dar. Insekten verduften bei diesen intensiven Gerüchen. Wenn die Wirkungsdauer auch individuell unterschiedlich ist und sich durch Baden oder Schwitzen reduziert, so ist es einen Versuch wert: Erwarten Sie keine hundertprozentige Wirkung. Wenn aber nur ein Quälgeist den Hunger an Ihnen stillt anstatt zehn, so ist das sicher schon ein Erfolg.

Repellentien sind Substanzen, die auf der Haut langsam verdampfen. Auf Insekten wirken sie so abstoßend, dass diese sich nicht auf der Haut niederlassen.

Da ätherische Öle die Haut reizen können, ist die richtige Anwendung von großer Bedeutung:

- Mischen Sie ätherische Öle mit einer Körperlotion oder einem Körperöl (Verhältnis 1 : 4).
- Säuglinge und Kleinkinder sollten nicht mit ätherischen Ölen eingerieben werden. Als Schutz genügen einige Tropfen auf Bettwäsche und Kleidung.
- Einige Tropfen ätherisches Öl auf eine Glühbirne aufgetragen, halten lästige Insekten fern.
- Mit Essig-, Zitronen- oder Lavendelessenz gefüllte Gefäße vertreiben Insekten.
- Abends Fenster schließen oder Licht ausschalten.
- Fliegengitter an Fenster und Türen anbringen.
- Tragen Sie im Freien langärmelige, helle Kleidung.

Werden Sie trotzdem einmal gestochen, dann helfen aufgeschnittene Zwiebeln und kühlende Kirschkernsäckchen.
Es gibt aber auch eine ganze Reihe von Pflanzen, die selbst schon stark duften. Stellen Sie Duftpelargonien und Weihrauchpflanzen auf Ihrem Balkon auf, die den Sommer über Insekten fernhalten.

Stellen Sie auf Ihre festliche Tafel im Freien einige Schalen oder Gläser mit in Wasser gelösten ätherischen Ölen, damit Insekten verduften.

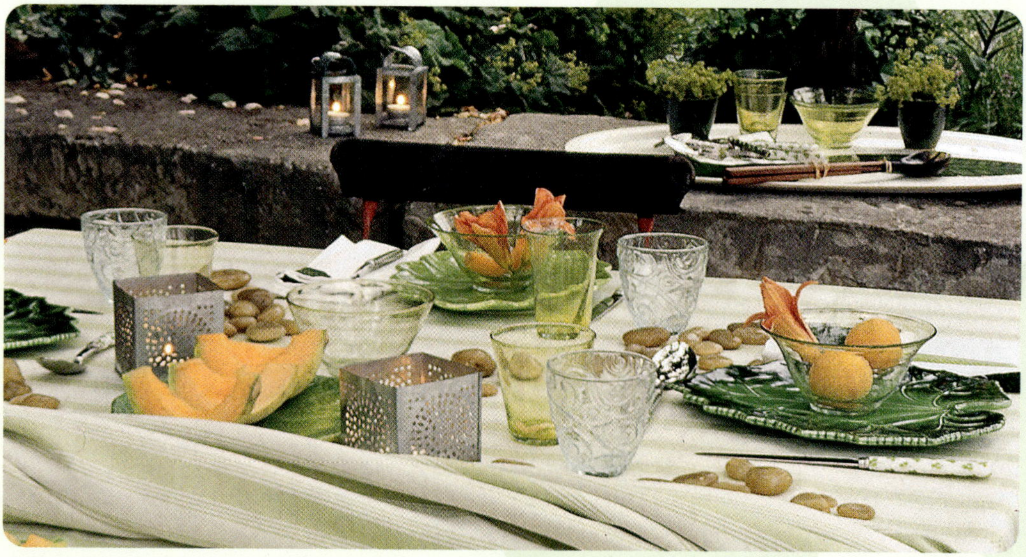

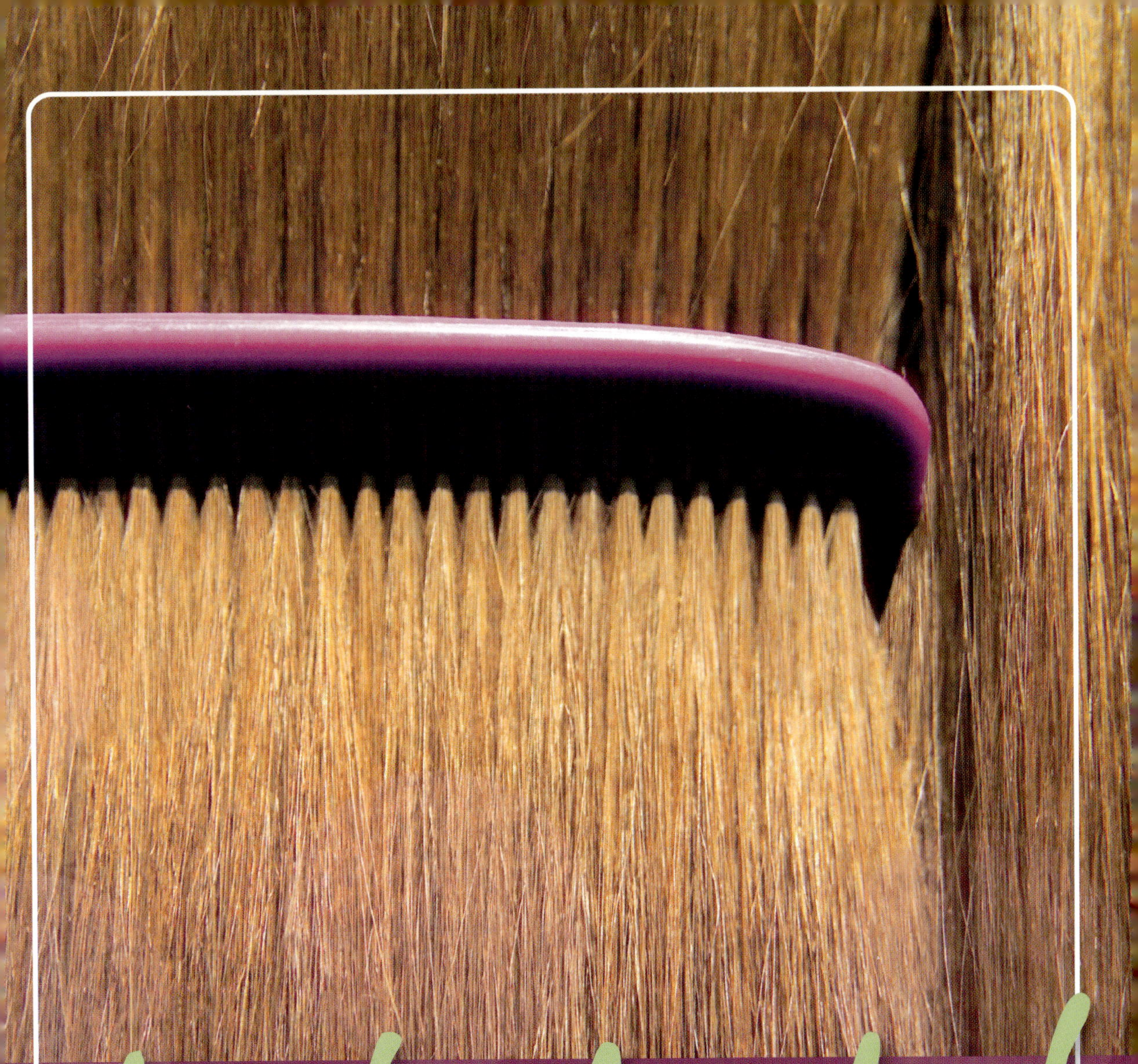

Froh-Locke!

Schönes, glänzendes Haar steht auf jeder Schönheitswunschliste wohl ganz oben. Nicht nur der richtigen Pflege verdanken wir die Haarpracht, sondern auch einem Organismus, der ausreichend Vitamine und Mineralstoffe enthält. Fast jeder dritten Frau soll laut Umfragen gepflegtes Haar wichtiger sein als Make-up oder Kleidung. Kein Wunder, denn man fühlt sich besser, wenn die Haare glänzen, gesund aussehen und perfekt sitzen. Selbst in stressigen Zeiten sollten Sie sich deshalb Zeit für das Shampoonieren und das Einmassieren von Haarwässern oder Haarölen nehmen.

Haarpracht

Nicht nur unsere Haut, auch unser Haar ist täglich schädlichen Einflüssen ausgesetzt. Kälte und Hitze, trockene Luft, Wind und UV-Strahlung der Sonne können ihm zusetzen. Unsere Entwicklungsgeschichte macht sich bei Kälte oder Gefahr noch in der Gänsehaut bemerkbar. Wenn es auch kein Fell mehr ist, die wichtigsten Haare sind uns erhalten geblieben: Augenbrauen helfen gegen zu viel Regen; Wimpern, Nasen- und Gehörgangshärchen bilden Barrieren gegen Staub. Kopfhaare bewähren sich bei zu viel Sonneneinstrahlung. Mit der Zeit wird aber die Schuppenschicht als natürlicher Schutzschild immer poröser und brüchiger. Über ein Anti-Aging-Programm freuen sich Haare deshalb mit zunehmender Alterung, also mit zunehmender Länge.
Es ist nicht ausschlaggebend, welche Frisur Sie bevorzugen, ob strenger Zopf oder eigensinnige Locken, die Haarpracht sollte problemlos zu pflegen sein und schön aussehen.

Wussten Sie, dass ...

... Haare in drei Tagen im Durchschnitt 1 mm wachsen?

Zum Haareraufen

Das Wachstum von Haaren wird hormonell gesteuert. Etwas über sechs Jahre wird ein Haar durchschnittlich alt. Nach vier Monaten Ruhe wird es vom nächsten Haar verdrängt. Wenn das Haar vorher schlappmacht oder brüchig wird, liegen die Ursachen auch in den Strapazen, die wir ihm täglich zumuten: Lockenstäbe, Glätteisen oder Föhn, Colorieren oder schädliche UV-Strahlung. Selbst das tägliche Bürsten und Kämmen sowie Haargummis können unser Haar mechanisch stark beanspruchen. Es ist zum Haareraufen, dass wir täglich etwa 100 Haare lassen müssen. In den Übergangszeiten im Frühling und Herbst und während einer Schwangerschaft können es sogar mehr sein. Sollte der Haarverlust größer sein, empfiehlt sich ein Besuch beim Arzt, der einen möglicherweise gestörten Stoffwechsel oder Mineralstoffmangel diagnostizieren kann.

Ein Haar hängt an Ihnen, im wahrsten Sinne des Wortes. Der sichtbare Haarschaft wurzelt in lebenden Zellen. Diese Haarwurzel liegt im Haarfollikel, einer Vertiefung in der Lederhaut, in den eine Talgdrüse mündet.

Juckende Kopfhaut?

Schöne Haare und gesunde Kopfhaut bedingen einander. Zum Prozess des Wachsens und Abstoßens von Haaren gehören tote Hornzellen, die sich ständig von der Kopfhaut lösen, mit dazu. Als Schuppen werden sie in größeren Stücken zusammengehalten. Egal ob fette oder trockene Schuppen – sie werden häufig im Übermaß produziert und abgestoßen.

Bei empfindlicher Kopfhaut oder Schuppen sollten Sie nicht zu „chemischen Keulen" greifen. Auf Dauer bewirken sie im Gegenteil mehr Schuppen als vorher und dazu noch trockene Haare.
Das richtige Produkt ist der Schlüssel zum Erfolg – ein Shampoo, das gegen Schuppen wirkt und selbst bei täglichem Gebrauch die Kopfhaut nicht angreift. Wer

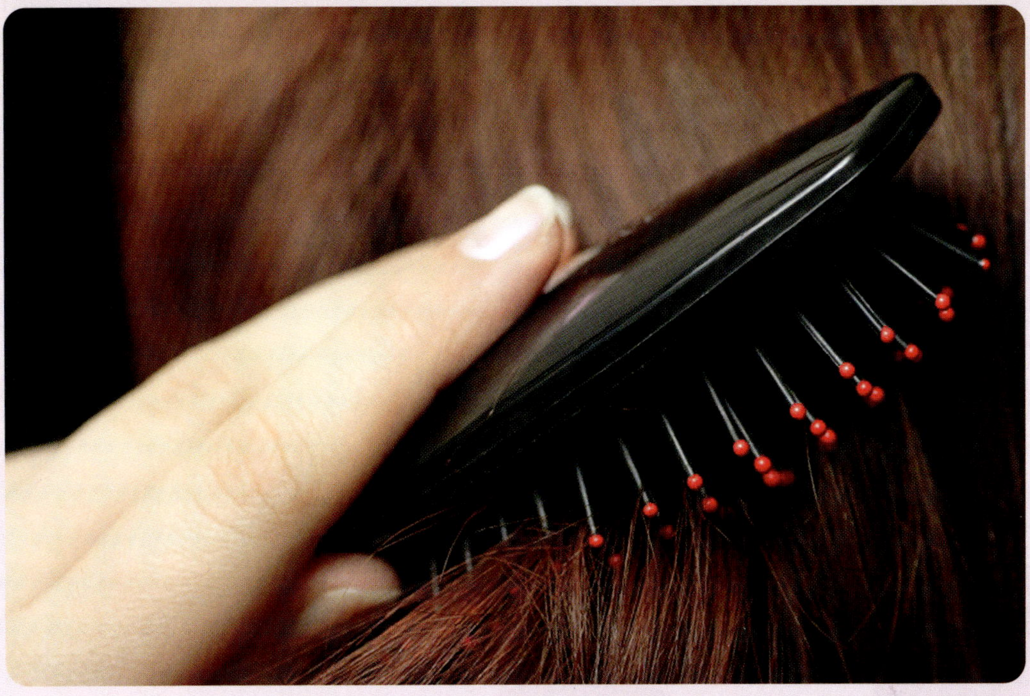

unter Schuppen leidet, sollte dem pH-Wert der Kopfhaut Zeit zur Regeneration geben, was etwa sieben Stunden dauert.

Alleskönner Apfelessig

Auch bei zu starker Schuppenproduktion kann Apfelessig helfen: Tragen Sie vor jeder Haarwäsche verdünnten Apfelessig direkt auf die Kopfhaut auf. Dazu den Apfelessig in ein Schälchen geben, befeuchteten Waschlappen eintauchen und nach und nach die gesamte Kopfhaut benetzen, 30 Minuten einwirken lassen, danach die Haare waschen.

Kopfjucken

Bei Kopfjucken 1 Teelöffel Obstessig in ein Glas Wasser geben und mit darin eingetauchtem Kamm strähnchenweise durchkämmen und befeuchten. Die Haare danach an der Luft trocknen lassen und nicht föhnen.

Rosmarinshampoo (nicht schäumend)

20 g Rosmarinblätter
80 ml destilliertes Wasser
40 ml Rosenwasser
15 ml Glyzerin
20 ml Rum

Kraut mit kochendem, destilliertem Wasser überbrühen und zugedeckt erkalten lassen, durchfiltrieren und mit den restlichen Zutaten mischen. Kühl verschlossen aufbewahren.

Ölpackung

Wer sich nicht die Zeit für intensive Kuren nehmen kann und will, der sollte dem Haar zumindest im Schlaf eine Erholungsphase gönnen. Je nach Bedarf wird einmal pro Woche eine Ölpackung in Längen und Spitzen einmassiert und mit dem Kamm

gut eingearbeitet. Erst am nächsten Morgen wird sie ausgespült. Man kann das Schönheitselixier je nach Haartyp auch einfach im Haar belassen.
Ein bekanntes Haaröl ist das Klettenwurzelöl. Vom Glätten der Haare soll der Name stammen, eine Art Haarfixiermittel aus der Wurzel.

Ei-Honig-Packung (pflegende Haarpackung bei fliegendem Haar)

1 Eigelb
10 g Honig
15 ml Olivenöl oder Mandelöl
Die Mischung auf feuchtem, warmem Haar verteilen, Haare in ein Frottiertuch wickeln und 45 Minuten einwirken lassen. Mit Pflanzenshampoo auswaschen und Haare an der Luft trocknen.

Shampoos

Mittel zum Waschen der Haare gibt es als Cremes, Emulsionen oder Lösungen in verschiedener Konsistenz, ja sogar als Seifen. Sie reinigen Haarboden und Haar und befreien von Schweiß, Talg, abgestoßenen Hornzellen und Staub, ohne sie dabei zu stark zu entfetten. Shampoos sollen alkalifrei sein und dürfen die Kopfhaut weder austrocknen noch reizen. Sie müssen den Fetthaushalt erhalten und das Haar locker machen.
Sollten die Verpackungsangaben Ihnen die Haare zu Berge stehen lassen, können Sie auf natürliche Produkte und überlieferte Mittel zurückgreifen.

Für die Haarwäsche gibt es nichts Besseres als abwechselnd auf folgende Pflanzen zu setzen:

Seifen- oder Panamarinde (Quillaja saponaria) dient der starken Reinigung, während Seifenkraut für die milde Reinigung gut geeignet ist.
Trockene bis normale Haare werden in Folge dreimal mit Seifenkraut und einmal mit Panamarinde gewaschen. Bei fetten Haaren ist die Reihenfolge genau umgekehrt.

Natürliches Shampoo

Drei Esslöffel Panamarinde oder Seifenkraut mit 0,5 l Wasser auf kleiner Flamme zehn Minuten kochen (Vorsicht, kann schäumen). Danach ein bis zwei Stunden ziehen lassen.
Beim ersten Waschen gründlich einmassieren, beim zweiten Waschgang Pfefferminztee sanft massieren, dann ausgiebig mit lauwarmem, zuletzt mit kaltem Wasser spülen, dem etwas Zitronensaft beigemengt wird.

Seifenkraut – ein mildes Haarreinigungsmittel

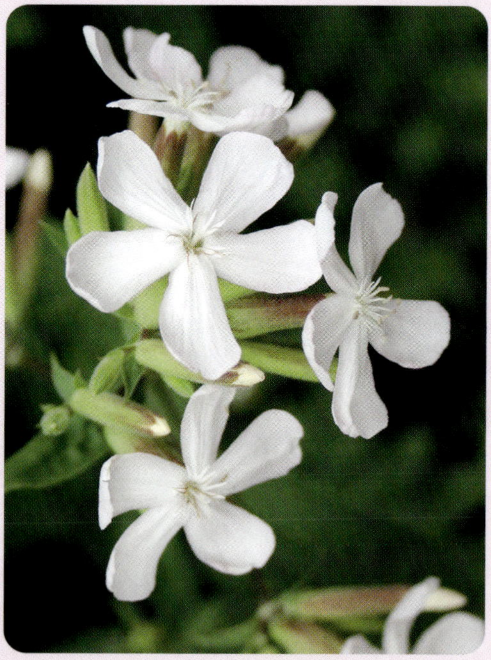

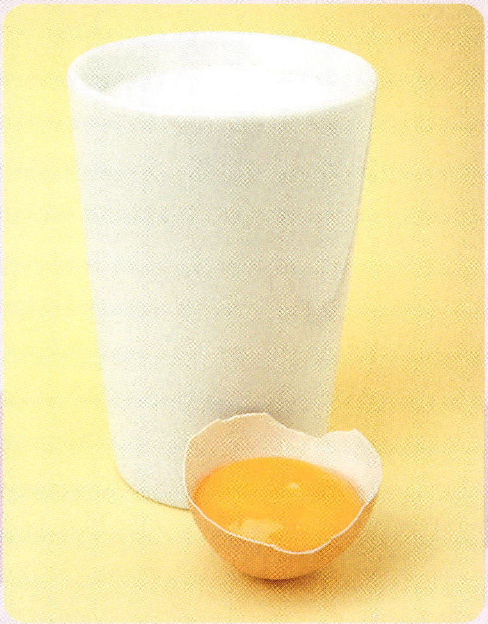

Milch und Honig sind ein alter Geheimtipp in der Haarpflege.

Pflegende Hennawäsche (für trockenes Haar geeignet)

1 Paket nicht färbendes Henna
20 ml frische Milch
1 Eigelb
Nicht färbendes (es gibt auch färbendes) indisches Henna mit Milch und Eigelb vermengen und die Masse 20 Minuten auf Haare und Kopfhaut einwirken lassen. Gut ausspülen!

Haarpflegetipps

- Für mehr Haarwuchs und weniger Schuppen und wenn das Haar zu fettig ist, hilft Brennnesseltee; noch besser wirkt Brennnesselsaft. Mit Handschuhen ausgerüstet, ist die Ernte einfach. Eine Handvoll Kraut wird mit einem Handmixer mit Schneideeinsatz zerkleinert, das Mus durch ein Geschirrtuch ausgedrückt. Abends in die Kopfhaut einmassieren.
- Waschen Sie ein Büschel Brunnenkresse in Essigwasser, dann im Mixer pürieren. Diese Mixtur wird gründlich in die Kopfhaut einmassiert. Die Wirkung auf die Spannkraft der Haare wird Sie überzeugen.
- Eine Mischung aus Eichenrinde und Spitzwegerichblättern wirkt entfettend auf das Haar.
- Thymian gehört ebenfalls zur Haarpflege. Frisch abgekocht oder als Lotion eingerieben wirkt er wie Brennnessellotion belebend.

Kräuterspülung – einfach glänzend

Wenn sich Ihre Haare nach dem Waschen kaum durchkämmen und nur schwer entwirren lassen, ist eine Haarspülung angesagt. Dadurch wird ein Überdehnen der Haare beim Kämmen vermieden. Nach jeder dritten beziehungsweise vierten Wäsche lohnt sich eine Kurpackung, die Strukturschäden repariert und Ihre Haare widerstandsfähiger macht.
Haarspülung aus 0,75 l warmem Wasser mit einer viertel Tasse Apfelessig vermischt, entfernt Seifenreste nach jeder Haarwäsche gründlich, das Haar wird glänzend, weich und leicht kämmbar. Auch zum Massieren der Kopfhaut eignet sich Apfelessigwasser.

Spezialspülung

Je nach Haartyp ergänzen Sie die Grundmischung von:
100 ml Wasser
60 ml Apfelessig
um folgende getrocknete Blüten oder Kräuter:

- Normales Haar: je 1 TL Kamillenblüten, Spitzwegerich, Schachtelhalm

- Fettiges Haar: je 1 TL Schachtelhalm, Rosmarin, Salbei, Thymian, Panamarinde
- Feines, empfindliches Haar: Malven- und Lindenblüten
- Glanzloses Haar: 2 EL Klettenwurzel; Weizenkeime
- Kraftloses, schlaffes Haar: je 1 TL Brennnesselblätter, Kamillenblüten, Rosmarin
- Dauerwelle: Avocado, Kamille
- Haarausfall: Weidenrinde, Thymian
- Schuppen: 2 EL Klettenwurzel
- Für alle Haartypen: je 1 TL Birkenblätter und Lavendelblüten

Diese Mixtur mit kochendem Wasser übergießen, 15 Minuten ziehen lassen, abseihen und mit Apfelessig vermengen. Die Spülung bleibt im Haar, das nur frottiert wird.

Kräutertinktur

In ein Einmachglas mit über 1 l Fassungsvermögen legen Sie ausgewählte Kräuter (z. B. Brennnesseln) und übergießen das Ganze mit 1 l 50%igem Alkohol.
Schließen Sie das Glas luftdicht ab und lassen Sie es ungefähr 14 Tage lang an der Sonne stehen. Die erste Filtration erfolgt durch ein Filterpapier in ein Glasgefäß mit einem Fassungsvermögen von mindestens 5 l. Geben Sie dann 4 l Weißweinessig hinzu. Bald werden Sie weiße Wolken im Gefäß schwimmen sehen, die von selbst auf den Gefäßboden absinken. Machen Sie sich keine Sorgen: Die Tinktur ist nicht schlecht geworden; im Gegenteil, sie zeigt an, dass der nächste Schritt durchgeführt werden kann. Nun können Sie zum zweiten Mal mit dem Papier filtrieren. Aufgrund der großen Menge brauchen Sie mehrere Kaffeefilter. Der tiefbraune Essig kann jetzt in Flakons abgefüllt werden.

Brennnessel-Rosenhaarwasser

30 ml Brennnesseltinktur (siehe oben)
40 ml Rosenwasser
80 ml destilliertes Wasser
30 ml 50 %iger Alkohol
Alle Flüssigkeiten mischen und in einer braunen Flasche gut verschlossen aufbewahren.

Duftessig für Haarspülungen

Für einen hochwirksamen Duftessig für Haarspülungen pflücken Sie zunächst die Blüten nach Rezeptur, entfernen dann die Kelchblätter der Rosen und breiten die Blütenblätter auf einem Tablett aus. Wenn die Sonne nicht scheint, können Sie die Blumen auch im leicht geöffneten Herd trocknen. Die getrockneten, abgewogenen Zutaten werden in einem Glasgefäß angeordnet und mit Weinessig übergossen. Verschließen Sie das Gefäß und stellen Sie es 14 Tage in ein mäßig temperiertes Zimmer an die Sonne. Dann brauchen Sie nur noch die Flüssigkeit zweimal zu filtrieren und in hübsch etikettierte Fläschchen abzufüllen. Mit dieser wohlriechenden Blütenmischung als Haarspülessig wird Ihr Haar schimmern und gut duften!
Für die erste Spülung benötigen Sie ein Glas Essig pro Liter Wasser, für die zweite ein halbes Glas:

Duftessig für blondes Haar
1 l hochwertiger Weißweinessig
60 g Kamillenblüten
100 g duftende weiße Rosenblütenblätter
20 g Majoran

Duftessig für braunes Haar
1 l guter Rotweinessig
60 g Salbeiblätter
100 g duftende rote Rosenblütenblätter
20 g Lavendelblüten

Natürliche Haarfärbemittel

In Europa ist das Bleichen von Haaren sehr beliebt. Als zu dunkel, zu dominant oder zu langweilig wird die natürliche Haarfarbe oft empfunden: Dabei verlieren viele Gesichter durch die hellere Farbe an Ausdruckskraft und Persönlichkeit. Bevor Sie erblonden und als Goldlöckchen die Welt erobern wollen, bekennen Sie sich doch zu Ihrer Haarfarbe und ihren Nuancen.
Wer sein Haar dunkel tönen möchte, dem sei eine Haarspülung mit starkem schwarzem Tee empfohlen. Sie verleiht dem Haar einen schönen rotbraunen Farbton. Es gewinnt außerdem an Glanz und Geschmeidigkeit, wenn man dem Spülwasser einige Spritzer Essig zufügt. Ein altes Haarfärbemittel ist rot färbendes Henna. Ein Esslöffel davon wird in Wasser aufgelöst und etwa zehn Minuten leicht gekocht. Anschließend kommt die Flüssigkeit auf die Haare. Alle färbenden Mittel sollten Sie durch Watte (die mittels eines Haarbands fixiert wird) vor dem Auslaufen ins Gesicht schützen. Verwenden Sie alte Handtücher zum vorsichtigen Abrubbeln.
Bei weißem Haar fehlt die Einlagerung von Melanin. Kornblumen, Malven und Salbei färben es bläulich und geben ihm daneben wertvolle Inhaltsstoffe.

Walnusstönung für braunes Haar

6–8 EL Walnussschalenpulver
200–250 ml kochendes Wasser
1 EL Oliven- oder Avocadoöl
1 EL Zitronensaft
Zerkleinerte getrocknete Walnussschalen in der Kaffeemühle zermahlen und mit heißem Wasser zu einem Brei vermischen. Eine Viertelstunde ziehen lassen. Danach Öl und Zitrone hinzugeben, auftragen und ein bis zwei Stunden einwirken lassen. gut verschlossen kühl aufbewahren.

Römische-Kamille-Tönung für blondes Haar

50 g Römische Kamillenblüten
1 l Wasser
50 ml frischer Zitronensaft
Römische Kamille mit Wasser im Emailletopf unter ständigem Rühren dreimal aufkochen; zugedeckt erkalten lassen, dann durch ein Haarsieb pressen.
Abwechselnd Kamillenextrakt und Zitronensaft auf frisch gewaschenes, handtuchtrockenes Haar auftragen und an der Sonne trocknen lassen.

Kamillenblüten wurden schon früh für blondes Haar verwendet.

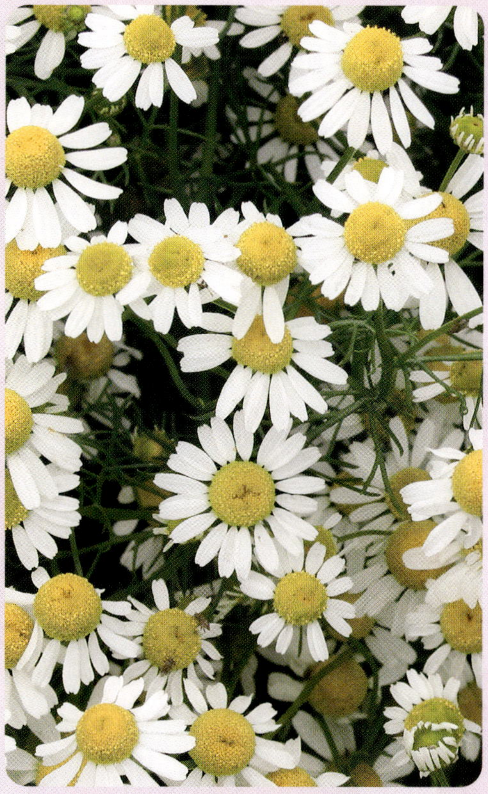

Zwiebeltönung

Einen warmen Braunschimmer erhalten Haare mit einer Zwiebeltönung. Dazu übergießen Sie 50 g Zwiebelschalen mit einer Tasse kaltem Wasser, stellen das Ganze auf den Herd und erhitzen es bis zum Kochen. Nach fünf Minuten filtrieren Sie den Sud ab. Massieren Sie den Saft mehrmals täglich in Ihre Haare, bis Sie den gewünschten Ton erreicht haben. Die Farbstoffe der Zwiebel übertönen übrigens die Graufärbung unauffällig, aber zuverlässig.

Styling

Nach dem Waschen folgt das Styling. Statt Haare mit dem Handtuch trocken zu rubbeln, drücken Sie das Wasser mit beiden Händen aus den Haaren. Nasses Haar sollten Sie nicht vom Ansatz nach unten bürsten und dadurch überdehnen. Ein grobzinkiger Hornkamm hilft zunächst die Spitzen zu entwirren. Eingewickelt in ein Handtuch, verliert Ihr Haar das restliche Wasser.

Muten Sie ihm keinen „Trockenmarathon" zu. Vor dem Trocknen verdient es so viel pflegende Feuchtigkeit wie möglich. Ein Föhn sollte höchstens auf mittlerer Stufe eingestellt sein. Mit Temperaturregulierung oder Stylingaufsätzen schwächen Sie die Hitze zusätzlich ab. Feuchtes Haar mit heißem Curler oder Glätteisen zu bearbeiten, schafft unschöne Knicke und Bruchstellen. Für diese Bearbeitung muss das Haar trocken sein!

Honighaarfestiger

0,25 l destilliertes Wasser
1 EL Honig
1 TL Apfelessig

Das Wasser erwärmen, nicht kochen, dann den Honig unterrühren und den Apfelessig zugeben. Den Festiger im handtuchtrockenen Haar verteilen, dann kann geföhnt, besser aber luftgetrocknet werden.
Für eine aufhellende Wirkung kann man statt Wasser Kamillenblütensud verwenden.

Römische Kamille sieht auch im Garten schön aus.

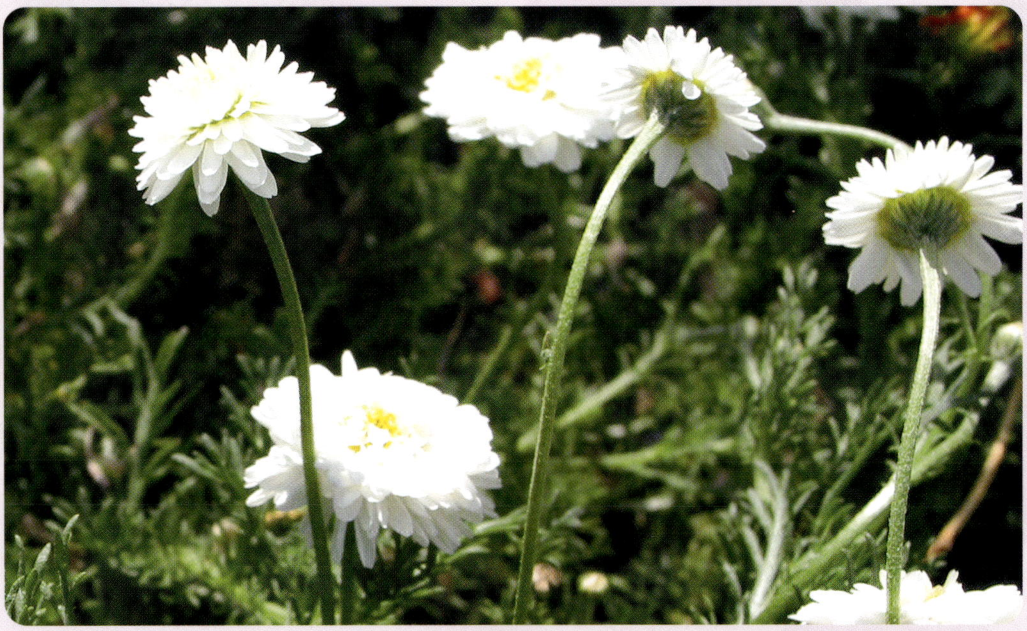

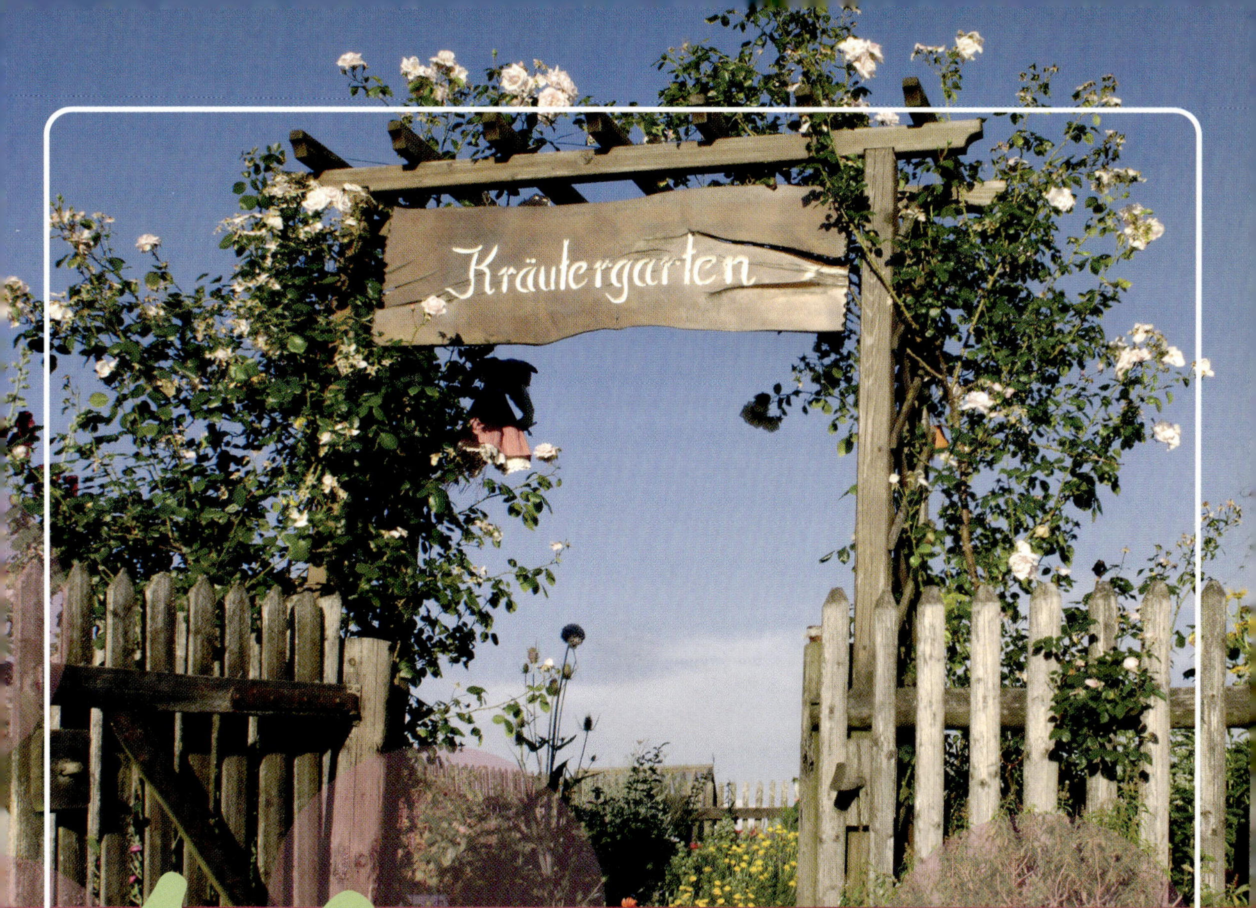

Pflanzen – wie wir sie nutzen können

Es braucht nicht viel, um Naturkosmetik selbst herzustellen. Ein kleiner Garten, selbst eine Terrasse und ein Balkon können bereits eine ganze Reihe nützlicher Pflanzen bereitstellen, die Sie für Ihre speziellen Rezepte verwenden können. Und wer in der Stadt wohnt oder keine Zeit für einen Garten hat, findet so manche wertvollen Kosmetikkräuter bei einem Spaziergang in der freien Natur, vorausgesetzt sie wachsen in Hülle und Fülle. Allerdings sollten Sie wissen, um welche Pflanze es sich handelt, was Sie zu welcher Zeit ernten müssen und welche Pflanzenteile Sie benötigen. Einen Überblick über die hilfreichsten und am meisten verwendeten Pflanzen finden Sie in der folgenden Tabelle.

Name	Pflanzenmerkmal	Inhaltsstoffe und Wirkung	Einsatzgebiete
Ackerschachtelhalm *(Zinnkraut)* *(Equisetum arvense)* Schachtelhalmgewächs	Dünne, längliche, sommergrüne Sprosse mit gezähnten Stängelscheiden mit Blüte an der Spitze. Im Sommer treiben bis 30 cm lange, längs gerippte, eingeschachtelte Triebe mit geraden Seitenästen. Achtung: Wurzelsperre notwendig. Verwendete Pflanzenteile: Oberirdische Pflanzenteile, getrocknet.	Hoher Gehalt an Kieselsäure; Saponine, Flavonglykoside, Alkaloide; gewebefestigend, straffend.	Fettige, empfindliche, entzündliche, unreine Haut bis Akne; Dampfbäder, Kompressen, Badewasser, Cellulitis-Produkte. Gurgelmittel, Augen.
Alant *(Inula helenium)* Korbblütler	Feuchtigkeitsliebende, 1,5 m hohe Stängel mit 5 cm großen, gelben Korbblüten. Verwendete Pflanzenteile: Wurzeln vom frühen Frühling oder Spätherbst.	Ätherisches Öl, Bitterstoffe, Inulin, antifungizid, Helenin; antiseptisch, schleimlösend; allergische Reaktionen möglich; nicht während der Schwangerschaft anwenden.	Unreine Haut, Gesichtswasser, für Hautmittel bei Akne, Ekzemen und zur allgemeinen Schönheitspflege; Inhaltsstoffe erhöhen„fixierende“ Wirkung des Öls von Parfüm im kosmetischen Mittel bzw. auf der Haut.
Aloe *(Aloe vera syn. Aloe barbadensis Miller)* Aloegewächs	Blattrosette bis 50 cm lang und je ca. 7 cm breit. In Afrika, Mittelmeerländern und Indien heimisch. Verwendete Pflanzenteile: Gelartiges Blattinneres, fleischige, geschälte Blätter; Pflanze muss mindestens 4 Jahre alt sein.	Schleimstoffe, Zucker, Antrachinone, Mineralstoffe, Enzyme, Saponine, Aminosäuren, essenzielle Fettsäuren, Vitamin E; entzündungshemmend, beruhigend, granulationsfördernd; beschleunigt die Wundheilung, feuchtigkeitserhaltend, desinfizierend, strafft und kühlt.	Hautpflege; Gelmasse nach dem Waschen für Gesicht und Hals direkt auf Haut auftragen; gegen Fußpilz, Abszesse, Akne, Neurodermitis, Herpes, schlecht heilende Wunden; Schuppen, Haarausfall, Insektenstiche, Sonnenkosmetik.
Apfel *(Malus sp.)* Rosengewächs	Vielgestaltiger Baum mit weißen bis rosa Blüten und wohlschmeckenden Früchten. Verwendete Pflanzenteile: Frucht.	Pektin, Arabane, Galactane, organische Säuren, Zucker, Gerbstoffe, Flavone, Enzyme; gewebefestigend.	Gesichtswasser für müde, strapazierte oder schlaffe, trockene Haut.
Augentrost *(Euphrasia officinalis)* Rachenblütler	Zweifarbiger Rachenblütler mit gezähnten Blättern; auf Wiesen, Weiden. Verwendete Pflanzenteile: Getrocknetes Kraut.	Volksheilkunde, Glykosid Aucubin, Gerbstoffe, Bitterstoffe; ätherisches Öl; beruhigend.	Am Augenrand bei geschwollenen Lidern und Tränensäcken; bei Bindehautentzündungen.
Birke, Hängebirke *(Betula pendula)* Birkengewächs	30 m hoher Baum, mit typischer weißer Rinde, männliche und weibliche Kätzchen. Verwendete Pflanzenteile: Birkenblätter, Birkenteer (destillierte Rinde und Zweige), Birkensaft (Anzapfen des Stammes im Frühjahr), Blütenpollen, Birkenzweigbüschel gehören zur finnischen Sauna.	Flavonglykoside, ätherisches Öl, Gerbstoffe, in jungen Blättern Saponine; stoffwechselanregend, entwässernd, Vorsicht: Überempfindlichkeit bei Birkenpollen und bei Herz-Kreislauf- oder Nierenerkrankungen.	Birkentee bei Hautleiden, unreiner, fettiger Haut, Abreibungen bei Fußschweiß; Tee aus Birkensaft zur Haarspülung oder als Haarwasser für fettiges Haar (nicht für blondes), bei Schuppen, juckender Kopfhaut, Haarausfall, auch als Kräuteressig.
Bohne, Weiße *(Phaseolus)* Schmetterlingsblütler	Kletternde oder buschig wachsende Nutzpflanze. Verwendete Pflanzenteile: Pulverisierte getrocknete Hülsen, frisch Samen giftig.	Aminosäuren, Eiweiß, Trigonellin, Spuren Blausäureglykosid, Giftstoff Phasin wird durch Kochen zerstört; rohe Bohnen sind Hauptvergiftungsursache bei Kindern.	Gesichtsmaske aus Bohnenbrei; Tee: 1 Handvoll getrocknete Hülsen (1 Stunde in 1 Tasse kaltem Wasser ziehen lassen).
Brennnessel *(Urtica dioica)* Brennnesselgewächs	Bis 1,5 m hohe Staude mit dunkelgrüner Blattoberseite, hellerer Unterseite, typische Brennhaare, gelbgrüne Blütenrispen. Verwendete Pflanzenteile: Gesamte Pflanze.	Histamine, Gerbstoffe, Chlorophyll; durchblutungsfördernd, stimulierend und tonisierend, hautreinigend, hautstraffend, anregend.	Hautpflegende Bäder; Tee zur Haarspülung oder als Haarwasser (nicht für blondes Haar), Shampoos und Spülungen; bei fettigem Haar und Schuppen.
Brunnenkresse *(Nasturtium officinale)* Kreuzblütler	Wächst kriechend an sauberem Wasser, 20–50 cm hoch, weiße Blüte von Mai–Sept., humos-lehmiges Substrat. Verwendete Pflanzenteile: Gesamte Pflanze.	Senfölglykoside, ätherisches Öl, enthält viel Eisen, Kalium und Jod; hautreinigend, wachstumshemmend auf Mikroorganismen, innerlich angewendet nicht für Schwangere geeignet!	Kompresse bei unreinen Hautpartien und Pickeln, Hautbleichcremes bei Sommersprossen und Altersflecken.

Name	Pflanzenmerkmal	Inhaltsstoffe und Wirkung	Einsatzgebiete
Eibisch *(Althaea officinalis)* Malvengewächs	Mehrjährige, bis 1,5 m hohe, weich behaarte Pflanze mit blassrosa bis weißen Blüten, meist in end- oder achselständigen Trauben. Die scheibenförmige Frucht zerfällt in kleine Teilfrüchtchen. Verwendete Pflanzenteile: Klein gehackte Blätter, klein gehackte oder pulverisierte Wurzeln (nur im Frühjahr oder im Herbst sammeln).	Schützende Schleimstoffe, Stärke, Zucker, Pektin, ätherische Öle in Blättern; beruhigend, nicht aufkochen.	Bei schuppiger, trockener und sensibler, gespannter und unreiner Haut: lauwarme Kompresse, pflegende Gel-Körperlotion oder pflegende Maske.
Eiche *(Quercus sp.)* *Q. robur* *Q. petrea* Buchengewächs	Sehr große Bäume mit buchtig gelappten Blättern und typischen Früchten (Eicheln). Verwendete Pflanzenteile: Rindenstücke von jungen Zweigen und Stockausschläge, geschälte Rindenstücke verschiedener Eichenarten.	Gerbstoffe; zusammenziehend.	Abkochung zu Bädern, Umschlägen, Spülungen; Hautkrankheiten, leichte Verbrennungen (Sonnenbrand), nässende Ekzeme, als Fußbad bei Fußschweiß und feuchten Händen, Badewasser bei fettiger, unreiner Haut; Gurgelmittel.
Erle, Schwarz- *(Alnus glutinosa)* Birkengewächs	Feuchtigkeitsliebender Baum bis 20 m hoch ; rundliche, gewellte Blätter, junge Zweige kleben, männliche und weibliche Blüten am selben Holz. Verwendete Pflanzenteile: Blätter, Rinde.	Gerbstoffe, Phlobaphene, roter Farbstoff, Alnulin, Protalnulin; klärend, beruhigend.	Bad mit Blättern bei fetter und unreiner Haut; nicht für blondes Haar; Spülwasser aus Erlenrinde bei fettigem Haar; Gurgelmittel.
Fenchel *(Foeniculum vulgare)* Doldenblütler	Mehrjährige krautige Pflanze, bis zu 1,50 m hoch, nährstoffreicher Boden. Verwendete Pflanzenteile: Samen (Ernte Ende September).	Krampflösende ätherische Öle; schleimlösend, antiseptisch, antibakteriell.	Glättet trockene, müde Haut, Tee, Packung aus Samen, Gesichtsdampfbad aus Blättern und Gesichtswasser aus Wurzel; Haarspülung bei sprödem und trockenem Haar; Augenspülungen: Fenchelwasserumschläge am äußeren Auge.
Fichte *(Picea abies)* Kieferngewächs	Bis 50 m hoher spitzer Nadelbaum, Zapfen fallen im Ganzen ab. Verwendete Pflanzenteile: Fichtennadelextrakt, Gerbstoffe und Gerbstoffglykoside; frische Sprosse.	Ätherisches Öl mit Terpenen, Bornylacetat, „Tannenduftessenzen".	Einreibungen bei Muskelschmerzen, stärkende Bäder.
Frauenmantel *(Alchemilla alpina)* Rosengewächs	Gelbgrüne Blütenstände, haarige, Wasser abweisende rundliche Blätter mit unterseits deutlichen Blattnerven. Verwendete Pflanzenteile: Blätter und Stängel.	Zusammenziehend, entzündungshemmend.	Äußerlich bei Ekzemen, Tee bei unreiner Haut; Gurgelwasser bei Entzündungen in Mund und Rachen.
Gänseblümchen *(Bellis perrennis)* Korbblütler	Rosettenpflanze mit unbeblätterten, bis 15 cm hohen Stängeln, auf denen kleine weiße Blüten mit gelber Mitte sitzen. Verwendete Pflanzenteile: Blüten (Kraut).	Saponine, Gerbstoffe, Bitterstoffe, Schleimstoffe, ätherisches Öl, fettes Öl; entzündungshemmend.	Furunkel, Ekzeme, Hautkrankheiten; Akne, Wundbehandlungen.
Gerste *(Hordeum vulgare)* Süßgras	Einblütige Ähre mit 15 cm langen Grannen, reife Ähren nicken, bis 1,65 m. Verwendete Pflanzenteile: Gerstenmehl; Achtung, Saatgetreide ist für Aussaat behandelt (gebeizt).	Maltose, Dextrin, Glucose, Eiweißstoffe, Enzyme, Vitamin E, Mineralbestandteile; Malzextrakt, wässiger Auszug aus gekeimten, getrockneten Gerstenkörnern; klärend.	Mehl-Honig-Maske bei Mitessern und erweiterten Poren.
Goldrute, Echte *(Solidago virgaurea)* Korbblütler	Mehrjährige, aufrechte bis 1 m hohe Pflanze, längliche Blätter, gelbe, etwa 1 cm lange Zungenblüten. Verwendete Pflanzenteile: Getrocknetes Kraut.	Flavonoide, Saponine, ätherisches Öl, Gerbstoffe; wundheilend.	Wundheilmittel bei chronischen Hauterkrankungen.
Gundelrebe/ Gundermann *(Glechoma hederacea)* Lippenblütler	Lippenblütler, bis 1 m kriechend, oberirdische Ausläufer mit blauvioletten Blüten. Verwendete Pflanzenteile: Getrocknetes Kraut.	Bitterstoff Marubin, Gerbstoffe, ätherisches Öl, Saponine, Cholin; für Pferde giftig; wundheilend.	Tinkturen, Badezusätze, Heilöl bei schlecht heilenden Wunden.

Name	Pflanzenmerkmal	Inhaltsstoffe und Wirkung	Einsatzgebiete
Gurke *(Cucumis sativus)* Kürbisgewächs	Rauer Stängel, große, herzförmige Blätter und männliche und weibliche Blüten, korkenzieherartige Ranken; kleine gelbe Blüten ab Juni wachsen rasch zu Gurken heran. Verwendete Pflanzenteile: Frucht, frisch gepresster Gurkensaft, mitunter bittere Schale.	Enzyme, Mineralstoffe, Vitamin E, Schwefel und Schleimstoffe; glättend und straffend.	Alkoholisches Gesichtswasser, frische Gurkenscheibenmaske: • mit Eiweiß und Zitronensaft, • mit Quark/Topfen; bei trockener Haut Gurkensaft gemischt mit Haferflocken; bei älterer Haut: Maske aus Gurkensaft mit Joghurt und Weizenstärke.
Hafer *(Avena sativa)* Süßgras	Sommerreifendes Gras mit lockerer Rispe, bis 1,5 m hoch. Verwendete Pflanzenteile: Hafermehl: Achtung, Saatgetreide ist für Aussaat behandelt (gebeizt), Haferstroh, frische, blühende Pflanze.	Vitamine B_1, B_6 und verschiedene Aminosäuren; Kohlenhydrate, Eiweiß, Ballaststoffe, Mineralstoffe, B-Vitamine.	Hafermehl-Gesichtsmaske für normale, trockene oder empfindliche Haut; Eiweißmaske bei fettiger Haut (aus Buttermilch, Hafermehl), bei trockener oder schuppiger Körperhaut Hafermehl-Olivenöl-Creme, Hafermehlbad, Haferstrohbad bei unreiner Haut. Haferstroh-Fußbad bei Hühneraugen.
Holunder *(Sambucus nigra)* Geißblattgewächs	Blüten sind Trugdolden, tiefschwarze Beeren im September. Verwendete Pflanzenteile: „Fliederblüten".	Gerbstoffe, Öle und Schleimstoffe; hautreinigend; innerlich schweißtreibender Tee.	„Fliedertee", Gesichtsdampfbad, Gesichtswasser, Badezusatz; Beerensaft zum Schwärzen von dunklem Haar. Gurgelmittel.
Hopfen *(Humulus lupulus)* Hanfgewächs	Zweihäusige, kletternde, 6–12 m, Pflanze mit gelappten Blättern, weibliche Bütenzapfen. Verwendete Pflanzenteile: Getrocknete Hopfenzapfen, Hopfendrüsen werden durch Abklopfen gewonnen, frisch geerntet verwendet können Hautreizungen auftreten.	Flavonoide, Gerbstoffe, Harz, Hopfenbittersäuren, ätherisches Öl mit Myrcen, Humulen; regeneriert, erhöht die Sauerstoffaufnahme durch die Haut und regt die Talgdrüsenproduktion an.	Wundbehandlung, für reife Haut, Trockenheit und bei Fältchenbildung.
Iris; Schwertlilie *(Iris florentina, I. pallida, I. germanica)* Schwertliliengewächs	Schwertlilien mit schwertförmigen Blättern, blau oder weiß blühend, Blüte Mai. Verwendete Pflanzenteile: Duftende Blüten, geschälte oder getrocknete Rhizome („Veilchenwurzel").	Schleimstoffe, Glykosid, Iridin, Gerbstoffe, Stärke, schmerzlindernd.	Öle, Salben, Parfüms.
Johanniskraut *(Hypericum perforatum)* Johanniskrautgewächs	Gelb blühend mit sichtbaren Ölzellen in den Blättern. Verwendete Pflanzenteile: Oberirdische Pflanzenteile.	Ätherische Öle; durchblutungsfördernd, klärend und entzündungshemmend.	Kompresse, Gesichtsdampfbad und Ölbad; für nervöse, sensible Haut, auch bei leichten Verbrennungen (Sonnenbrand); Massageöl.
Kamille *(Matricaria chamomilla)* Korbblütler	Viele gelbe Einzelblüten mit hohlem Blütenboden, umgeben von weißen Zungenblüten. Verwendete Pflanzenteile: Blütenköpfe ohne Stängel.	Ätherisches Öl mit dem Hauptbestandteil Azulen von blauer Farbe, Bisabolol; entzündungshemmend, wundheilend, krampflösend, antiseptisch.	Salben, Umschläge und Spülungen bei Hautkrankheiten, Ölauszug für rissige Hände, Kompresse, Gesichtsdampfbad und Gesichtsöl für spröde, schuppige Haut; Badezusatz; Tee, Kräuteressig als aufhellende Haarspülung.
Karotte *(Daucus carota)* Doldenblütler	Tiefrote bis schwarze Blüte inmitten der sonst weiß blühenden Dolde; süß, gelb, orange oder dunkelrot; wilde Karotte bildet eine dünne, weißliche, verholzende Wurzel aus. Verwendete Pflanzenteile: Samen durch Wasserdampfdestillation.	Provitamin A wird mithilfe von Fett im Körper in Retinol umgewandelt; belebend und erfrischend; exzessiver Verzehr färbt den Teint leicht bräunlich.	Saft als Gesichtswasser: Öl-Eigelb-Gesichtspackung für müde und alternde Haut, Eiweiß-Weizenmehl-Gesichtspackung bei fettiger Haut oder Mitessern, Karottensaft-Milch-Gesichtsreinigung verlängert Sonnenbräune; Karotin färbt Haut von innen.

Name	Pflanzenmerkmal	Inhaltsstoffe und Wirkung	Einsatzgebiete
Kartoffel *(Solanum tuberosum)* Nachtschattengewächs	Krautig wachsende Zweijährige. Verwendete Pflanzenteile: Knollen roh oder gekocht.	Mineralsalze, Zucker, Stärke, Eiweiß, Vitamin B_6, Vitamin C; glättend, reinigend.	Geriebene rohe Kartoffel zum Auftragen gegen Mitesser, Mus aus geriebenen Kartoffeln bei Falten, Gesichtspackung aus gekochten Kartoffeln und Eigelb-Milch oder Öl-Zitrone-Schlagsahne.
Kiefer *(Pinus sylvestris)* Kieferngewächs	Bis 45 m hoher Nadelbaum mit rötlicher Rinde. Verwendete Pflanzenteile: Holzteer, getrocknet Sprossen (Frühlingsbeginn), Kiefernnadeln.	Ätherisches Öl; beruhigend, durchblutungsfördernd.	Badezusatz aus Nadelextrakt bei unreiner Körperhaut, Nervosität.
Klette *(Arctium lappa)* Korbblütler	Anhängliche Samen auf bis zu 1,5 m hoher Pflanze. Verwendete Pflanzenteile: Wurzel (sammeln im April und Mai), frische Pflanzenteile! Ölauszug.	Schleimstoffe, Inulin, Polyacethylen, fette Öle, ätherische Öle; wachstumshemmend auf Mikroorganismen und Bakterien.	Badeöl, bei Akne, Pickeln oder unreiner Haut eine zerkochte ganze Pflanze als Packung; warme Ölpackung; Haarausfall, Haarspitzenfluid, Antischuppenpräparate; Haarspülung.
Kornblume *(Centaurea cyanus)* Korbblütler	20–100 cm Höhe, lanzettliche Blätter, leuchtend hellblaue Röhrenblüten. Verwendete Pflanzenteile: Blütenköpfe.	Cyanocantaurin, Polyacetylene; entzündungshemmend.	Blaue Farbspülung für graues Haar, Schuppen; Augenspülungen.
Lavendel *(Lavandula angustifolia)* Lippenblütler	Blau-violett blühender Halbstrauch. Verwendete Pflanzenteile: Kurz vor dem Aufblühen Blüten samt Blütenkelchen.	Wohlriechendes, ätherisches Öl: entspannend, zusammenziehend; Linalylacethat, Linalool, Gerbstoffe: reinigend, antiseptisch, sedativ, antidepressiv, krampflösend, keimtötend; nicht verwenden bei größeren Hautverletzungen, unbestimmten Hauterkrankungen, infektiösen Erkrankungen, schwachem Herz und Bluthochdruck.	Zusatz zum Wasch- und Badewasser (für unreine Haut), Kräuterbad, beruhigende Wirkung vor dem Schlafengehen, Öl als Körperlotion, Duftstoff in Seifen und Cremes, Kompresse, Gesichtsdampfbad, Gesichtswasser, für müde, großporige, fette Haut, Fußbad bei Fußschweiß; Lavendelspülung bei Schuppen oder zu fettigem Haar (nicht für blondes Haar); Haarwasser. Rasierwasser, Duftkissen für die Wäsche, Parfüms.
Lein oder Flachs *(Linum usitatissimum)* Leingewächs	Verzweigte, kahle Pflanze mit vielen 5-zähligen, blauen Blüten, später braunen flachen Samen. Verwendete Pflanzenteile: Leinsamenöl aus zerdrückten, kalt gepressten Samen, Pressrückstände.	Kaltauszug der getrockneten, etwas zerdrückten Samen, Schleimstoffe, Pektin, Leinöl, aus Kaltpressung, Linamarin, Linolsäure,Eiweißstoffe, Blausäureglykosoide Lezithin; schmerzlindernd.	Pflege von fetter, unreiner Haut; Salbe, Öl bei Entzündungen, Gürtelrose, Hautschrunden, Schuppenflechte, Verbrennungen; Leinsudspülung bei sprödem und angegriffenem Haar; Volksmedizin: Beutel mit gequollenem Leinsamen bei Gerstenkorn.
Liebstöckel *(Levisticum officinale)* Doldenblütler	Große Fiederblätter mit rhombischen Blättchen, sehr kleine gelbe Blüten, 1–2 m hoch. Verwendete Pflanzenteile: Getrocknete Wurzel.	Ätherisches Öl mit Butylphthaliden, Cumarin, Zucker, Harz.	Bad (Fußbad) bei übermäßigem Schweiß.
Linde, Sommer- *(Tilia platyphyllos)* **Linde, Winter-** *(Tilia cordata)* Lindengewächs	Winterlinde, 30 m hoch, Sommerlinde über 40 m, herzförmige Blätter. Verwendete Pflanzenteile: Getrocknete Blütenstände mit den Hoch-blättern, frühestens einen Tag, spätestens vier Tage nach dem Aufblühen ernten.	Schleim, Gerbstoffe, Flavonoide; nervenberuhigend, entzündungshemmend, schweißtreibend, krampflösend.	Bei unreiner und fettiger Haut; Gesichtsdampfbad, Absud als Gesichtskompresse bei Mitessern und Pickeln, Eigelb-Reinigungsmaske, Bad. Haarspülung bei sprödem, trockenem (auch blondem) Haar! Kräuteressig als Haarwasser.

Name	Pflanzenmerkmal	Inhaltsstoffe und Wirkung	Einsatzgebiete
Mädesüß *(Filipendula ulmaria)* Rosengewächs	Bis 150 cm hohe Staude mit rötlichem Stängel, dunkelgrünen Fiederblättern, an der Unterseite weiß beflaumt, creme- bis gelblich weiße, duftende kleine Blüten in Doldentrauben von Juni bis August. Verwendete Pflanzenteile: Getrocknete Blüten.	Ätherisches Öl, Salicylaldehyd, Methylsalicylat, Glykoside, Flavonne, Phenolglykoside, Gerbstoffe, Schleim.	Absud bei akneartigen Hautausschlägen.
Mais *(Zea mays)* Süßgras	Hohes Gras mit typischen weiblichen Maiskolben. Verwendete Pflanzenteile: Maiskeimöl, Nebenprodukt bei der Stärkegewinnung.	Saponine, Flavone, ätherisches Öl, Alkaloide, Gerbstoff, Bitterstoff, Linolsäure; pflegend.	Basisöl zur Herstellung von Seifen und Haarpflegemitteln.
Malve, Wilde *(Malva silvestris)* Malvengewächs	Dunkelviolette Blüten von Juni bis Oktober. Verwendete Pflanzenteile: Getrocknete Blütenblätter mit grünen Kelchblättern; Malventee aus Wurzel; Verwendung möglichst frisch, nicht getrocknet.	Schleimstoffe, aus Kaltwasserauszug! Anthocyanglykosid Malvin, Gerbstoff; beruhigend, feuchtigkeitsspendend.	Für empfindliche Haut: „bunte“ Salzbäder (nicht bei Kreislaufschwäche), Bäder für schuppige, trockene und sensible Haut, Saft bei Insektenstichen oder Quetschungen; Spülung für angegriffenes oder sprödes Haar (nicht für blondes); violettes Färbemittel für graues Haar; Gurgelmittel.
Mandel *(Prunus amygdalus)* Rosengewächs	Rosengewächs, länglich eiförmige Steinfrucht mit lederartiger Fruchtschale, Süßmandel, Bittermandel. Verwendete Pflanzenteile: Unter harter Samenschale liegende Keimlinge. Kalt gepresstes Öl aus gemahlenen Mandeln ist blausäurefrei. Mandelkleie ist der Presskuchen aus Ölgewinnung. Vorsicht: Bittere Mandeln sind blausäurehaltig und können Vergiftungen hervorrufen.	Fettes Öl, Amygdalin (blausäurehaltiges Glykosid), reich an Vitaminen und wichtigen Mineralstoffen; reizlindernd, pflegend und schützend, rückfettend.	Vor allem für trockene Haut, Gesichtspackung (Öl oder Kleie) bei vergrößerten Poren, bei unreiner und fettiger Haut, Schälkur Öl-Eigelb-Honig oder Mandelkleie-Honig-Schlagsahne, Gesichtslotion mit Rosenwasser bei trockener Haut, Öl bei Halsfalten und Krähenfüßen, für Fingernägel, als Badezusatz; Öl zur Haarpflege.
Marille/Aprikose *(Prunus armeniaca)* Rosengewächs	Breiter, mittelgroßer Baum mit weiß bis rosa Blüten und orangefarbenen Früchten, herzförmigen Blättern. Verwendete Pflanzenteile: Marillenkernöl, kalt gepresst.	Durch einfach ungesättigte Fettsäuren nicht lange haltbar. Vitamin E, B-Vitamine, essenzielle Fettsäuren; Öl ist feuchtigkeitsspeichernd, rückfettend und beugt der Austrocknung der Haut vor.	Für alle Hauttypen geeignet, besonders bei trockener Haut; pures Öl für Massageöle, auch für Schwangere, Ölbäder und Haarkuren; pflegende Salben und Cremes; Pflegeshampoo.
Nachtkerze *(Oenothera sp.)* Nachtkerzengewächs	Krautige Pflanze aus Nordamerika mit Blattrosette. Im zweiten Jahr blüht der blütenreiche, gelbe Blütenstand mit über 1 m Höhe von Anfang Juni bis Ende September. Verwendete Pflanzenteile: Aus den zerstoßenen Samen gewonnenes fettes Öl.	Reich an ungesättigten Fettsäuren, Cis-Linolsäure und Gamma-Linolensäure; lindert Entzündungen und Hautreizungen, steigert Feuchthaltevermögen der Haut.	Innerlich bei Neurodermitis, Öl bei Ausschlägen (Absprache mit behandelndem Arzt).
Orange *(Citrus sinensis)* Rautengewächs	Orangen sind mittelgroße, immergrüne Bäume mit bis zu 10 m Höhe; junge Triebe sind kantig und mit dünnen, biegsamen Dornen besetzt, die ledrigen Blätter sind oval, zugespitzt; die duftenden weißen Blüten zeigen sich von Februar bis Juni. Verwendete Pflanzenteile: Blätter, Blüten, Orangenschalen.	Fruchtschale: ätherisches Öl (Limonen und Citral), bittere Flavonglykoside, Zucker, Triterpenderivat Limonin, Carotinoide, Anthocyanin; Blätter: ätherisches Öl, Terpenderivate; Blütenöl oder Neroliöl: Linalylacetat; ausgleichend und antiseptisch.	Öl für anspruchsvolle, reifere, sehr trockene, aber auch für normale und fettige Haut; Massageöl, Öl und Creme bei Cellulitis.
Petersilie *(Petroselinum hortense)* Doldenblütler	Verzweigte, beblätterte Stängel mit geteilten Laubblättern und lang gestielten Blütendolden. Verwendete Pflanzenteile: Trockenes oder frisches Kraut, Früchte, Wurzel.	Vitamin A, Aniol, Myristicin, Flavonglykosid, Furocumarine, fettes Öl, nicht überdosieren! Krampflösend, schmerzlindernd, schwellungslindernd, appetitanregend.	Kompresse oder Gesichtsdampfbad bei unreiner Haut, Pickeln und Mitessern, Milch bei Halsfalten, mit frisch gepresstem Petersiliensaft unreine Hautstellen betupfen und gegen Insektenstiche.

Name	Pflanzenmerkmal	Inhaltsstoffe und Wirkung	Einsatzgebiete
Pfefferminze *(Mentha piperita)* Lippenblütler	Gegenständige, meist gesägte Blätter, kleine, vielblütige Scheinwirtel. Verwendete Pflanzenteile: Blätter ohne Stängel, blühende Zweigspitzen, Ernte kurz vor der Blüte.	Ätherische Öle leicht flüchtig, Menthol, Methylacetat, Gerbstoffe, Flavonoide. Insbesondere japanisches oder chinesisches Pfefferminzöl sehr hoher Mentholgehalt. Kühlende Wirkung beim Kauen; desinfizierend, erfrischend.	Gesichtsdampfbad und Gesichtswasser für fettige, unreine und großporige Haut (Essig, Rosenwasser), erfrischendes Zitronen-Pfefferminz-Bad, Pflegeöl, Tonikum bei Schuppen, Mundwasser, Zahnpasta, Öl als Migränemittel, Kräuterauszug bei brennenden Augen (Krause Minze für Kaugummi).
Quitte *(Cydonia oblonga)* Rosengewächs	Großstrauch mit filzigen Blättern und weißen Blüten. Verwendete Pflanzenteile: Samen.	Schleimstoffe, Blausäureglykosid Amygdalin, Gerbstoff, fettes Öl; adstringierend, entzündungshemmend, kühlend, erweichend.	Aufgesprungene Haut, fettfreie Salbengrundlage, Augenwasser.
Ringelblume *(Calendula officinalis)* Korbblütler	40 cm hoch werdende, Einjährige, gelb bis orange blühende Pflanze. Verwendete Pflanzenteile: Blüten.	Carotinoide, Flavonoide, Triterpen, Saponine, Calendin, Bitterstoffe; krampflösend, entzündungshemmend, klärend, blutreinigend, antiseptisch und zusammenziehend, antibiotisch, gut für den Kreislauf, fördert Wundheilung, bekämpft Bakterien, Viren und Pilze.	Kompresse oder Wundsalbe bei schlecht heilenden Wunden und Wundliegen, Aufguss, Gesichtswasser, pflegt und glättet sensible, gereizte, rissige, trockene und alternde Haut (leichte Verbrennungen, After Sun, Sonnenbrand, Krampfadern, Akne, Hautausschläge, Abschürfungen, Brandwunden, Schnittverletzungen), Ringelblumentinktur bei Warzen oder Hühneraugen; Gurgelmittel, bei Zahnfleischentzündungen.
Rizinus, Wunderbaum *(Ricinus communis)* Wolfsmilchgewächs Hochgiftig, deshalb unbedingte Vorsicht bei der Verwendung!	Lateinisches Wort für Zecke ist „Ricinum“; bis 2,5 m hohe, imposante, stark giftige, einjährige Pflanze mit großen, handförmigen, langstieligen Blättern und einem dicken, oft rotbraunen Stängel; Blüten stehen in Griffeln, oben die weiblichen, darunter die männlichen, die marmorierten Samen sitzen in einer kugelförmigen, stachligen Kapsel. Verwendete Pflanzenteile: Ungiftiges Öl wird aus den hochgiftigen Samen des Baums durch Kaltpressung gewonnen,giftiges Protein Rizin im Presskuchen. Samen für Kinder tödlich!	Glyceride klebrig; kann pur, über längere Zeit angewendet, die Haut stark austrocknen.	Haarwasser, Öl bei trockenem oder splissigem Haar und Haarausfall, Wimpernpflege.
Römische Kamille *(Chamaemelum nobile)* Korbblütler	Auch Laufkamille genannt – nach Apfel duftender Kamillerasen; die blühende Art versamt sich, ihre gefüllte Form 'Plena' ist steril. Verwendete Pflanzenteile: Ätherisches Öl aus frischen oder getrockneten, gefüllten oder ungefüllten Blüten und den getrockneten, oberirdischen Pflanzenteilen.	Ätherisches Öl, Azulen, Bisabolol, Enolätherpolyin, Bitterstoff, Flavonoide, Cumarine; hautpflegend, zellregenerierend; sonst krampflösend, antiseptisch, entzündungshemmend, schmerzlindernd.	Umschläge, Salben, Bäder, bei Entzündungen der Haut und eiternden Wunden.

Name	Pflanzenmerkmal	Inhaltsstoffe und Wirkung	Einsatzgebiete
Rosenöl: (1 g aus 4 kg Rosenblütenblättern); frische oder getrocknete Rosenblütenblätter Rosenwasser (Hydrolat): ist Nebenprodukt der Destillation von Rosenöl (ätherisches Wasser) **Rosenmazerat:** Duftende Blütenblätter mit destilliertem Wasser an warmem Ort für einige Tage ziehen lassen, auspressen, abseihen, Alkohol zusetzen **Getrocknete Hagebuttenschalen:** Auszug aus Hagebuttensamen (Kernlestee)	Hundertblättrige Rose, bevorzugt sonnige bis halbschattige Standorte, die luftig, weder zu nass noch zu heiß sein sollen; Düngung im März und Juni sollte rein organisch sein, zu viel Stickstoff führt zu weichen Stielen und weniger haltbaren Blüten. Verwendete Pflanzenteile: Blüte.	Ätherisches Öl, Vitamin C, Monoterpenalkohole Geraniol, Citronellol und Nerol, Damascenon, Kohlenwasserstoffe; antibakteriell, heilend, entzündungshemmend, bakterizid, sinnlicher Duft, zellregenerierend, feuchtigkeitserhöhend, aphrodisisch, adstringierend, blutstillend, belebend, entzündungshemmend, antidepressiv, harmonisierend, kühlend, krampflösend, Poren verfeinernd, hautstärkend.	Besonders geeignet für empfindliche und sensible, trockene und nervöse Haut, Ekzeme, Falten; Blütenauszüge aller Art, Gesichtswasser, Gesichtsdampfbad, Gesichtskompresse, Badezusatz, Creme, Duftbeutel; Rosenwasser (4 Tropfen Rosenöl in 1 l destilliertem Wasser), bei trockener oder schuppiger Haut Mandel-Rosen-Öl; Haarpflege (nicht für Blonde) bei trockenem oder sprödem Haar; Rosenblütenessig.
Rosmarin *(Rosmarinus officinalis)* Lippenblütler	In keinem Sommergarten sollte die intensiv herb-würzige, belebende Pflanze Rosmarin fehlen: Der verholzende Gewürzstrauch liebt sonnige, nicht zu feuchte Standorte und gedeiht am besten auf kalkhaltigen, nahrhaften und lehmigen Sandböden. Mit ausreichendem Schutz überleben die Stöcke mitunter den Winter in großen Töpfen. Verwendete Pflanzenteile: Stark aromatische, nach dem Trocknen nadelförmige Blätter.	Ätherisches Öl reich am Kampfer, Borneol, Rosmarinsäure, Bitterstoffen; innerlich krampflösend, kreislaufanregend und belebend, äußerlich durchblutungsfördernd, kreislaufstabilisierend, reinigend und zellerneuernd, ausgleichend auf Talgdrüsenfunktion.	Alkoholischer Kräuterauszug, belebende Bäder, Cremes und Massageöle für schlecht durchblutete Haut und kalte Füße, belebt; für fettiges Haar und bei Schuppen; Gurgellösungen.
Salbei *(Salvia officinalis)* Lippenblütengewächs	Aus dem Mittelmeerraum und Kleinasien stammender kleiner Strauch mit spitzen, beidseitig grau bis weiß filzig behaarten Blättern. Verwendete Pflanzenteile: Würzig-aromatisch duftende, leicht bittere Blätter.	Gerbstoffe; sekretionshemmend und zusammenziehend, bakterienhemmend, schweißstabilisierendes Mittel (starker Tee schweißtreibend, schwacher Tee schweißhemmend), Gewürz.	Teekompresse bei Akne, fetter und unreiner Haut, Bad schweißhemmend, bei fettiger Haut, bei Fußschweiß und schwitzenden Händen hilfreich; Haarspülung bei fettigem Haar und Schuppen; Antitranspirant, Gurgelmittel, Zahnfleischerkrankungen.
Sanddorn *(Hippophae rhamnoides)* Ölweidengewächs	Dorniger, zweihäusiger Strauch mit silbergrauem Laub, bis 6 m, weibliche Pflanzen mit orangefarbenen Scheinbeeren, auf Schotterauen. Verwendete Pflanzenteile: Sehr wertvolles Öl aus Samen und ölhaltigem Fruchtfleisch.	Vitamin C, Flavonoide, Farbstoffe, organische Säuren, fettes Öl; adstringierend und tonisierend.	Bestandteil von Hautcremes, die die Haut jung halten.
Schafgarbe *(Achillea millefolium)* Korbblütler	Viele weiße Blütenknöpfchen in Weiß bis Hellrosa. Verwendete Pflanzenteile: Oberirdische getrocknete Pflanzenteile; gesammelt wird blühendes Kraut (Blüten, Blätter) im Juli und August.	Ätherisches Öl, Azulen, Flavonoide, Bitterstoffe, Gerbstoffe; innerlich als Tee bei vielen Frauenkrankheiten, entzündungshemmend, antiseptisch.	Bei empfindlicher Haut, Gesichtsdampfbad bei fettiger und unreiner Haut, Mullauflage bei Falten, Bad bei rissigen Händen, Vollbad bei Hautentzündungen, Sonnenschutz-, After-Sun-Produkte; Ausgiebiges Fußbad bei Hühneraugen.

Name	Pflanzenmerkmal	Inhaltsstoffe und Wirkung	Einsatzgebiete
Schlehdorn *(Prunus spinosa)* Rosengewächs	Sparriger, bis 2 m hoher Strauch, Zweigenden als Dorne, weiße Blüten und blaue Beeren. Verwendete Pflanzenteile: Blüten von April bis Mai.	Flavonglykosid, wenig Blausäureglykosid, Cumarinverbindungen; herb und zusammenziehend, entzündungshemmend.	Kompressen bei unreiner Haut, Schlehdornmilch bei Sommersprossen; Gurgelmittel.
Seifenkraut *(Saponaria officinalis)* Nelkengewächs	Stieltellerblumen in Blassrosa bis Weiß von Juni bis Oktober; mit der Dämmerung kommt der süße Duft; Ausläufer bildend, bis 80 cm hoch. Verwendete Pflanzenteile: Wurzel, Blätter und Rinde.	Schaumbildende Saponine bis 5 %; schäumend, schleimlösend, auswurffördernd.	Wurzelabkochung für Kompressen bei Hautkrankheiten, chronischen Hautleiden, bei Pilzinfektionen, Zahnpasta und -pulver, Shampoo aus Blättern und Rinde; Nachspülen mit Essig oder Zitrone, Zahnpasten und -pulver, Waschmittel.
Senf, weißer *(Sinapsis alba)* Kreuzblütler	Verzweigte, im Sommer gelb blühende, bis 60 cm hohe Pflanze mit abstehenden Fruchtschoten, die scharfe Samen beinhalten, anfangs ölig, dann brennend scharf. Verwendete Pflanzenteile: Samen pulverisiert zu Senfmehl.	Senfölglykosid, Sinapin, fettes Öl, Schleim; durchblutungsfördernd.	Fußbäder.
Sonnenblume *(Helianthus annuus)* Korbblütler	Bekannte einjährige Nutzpflanze mit ölhaltigen Samen, bis 2,50 m hoch. Verwendete Pflanzenteile: Sehr ölhaltige Sonnenblumenkerne.	Linol- und Ölsäure, Lezithin, Vitamine A, B, D, F und K, vor allem E, Carotin, Kalzium, Jod, Magnesium, mehrfach ungesättigte Fettsäuren; kreislaufstärkend, entschlackend und entgiftend, antioxidativ.	Gemahlene Sonnenblumenkerne als Reinigungspackung bei unreiner Haut.
Spitzwegerich *(Plantaga lanceolata)* Wegerichgewächs	Robuste, ausdauernde Pflanze mit Blattrosette, braun-weiße Blüte in Ährenform von Mai bis September, kräftiger Wurzelstock; eher unscheinbar am Wegesrand. Verwendete Pflanzenteile: Kraut von Mai bis September.	Schleim, Bitterstoffe, Kieselsäure, Glykosid Aucubin; Saft antibakteriell, antibiotisch, wundheilend, pilzhemmend.	Gesichtskompresse und Gesichtswasser bei Akne, bei fetter, unreiner Haut und chronischen Hauterkrankungen; bei Schuppen, glanzlosem oder fettigem Haar oder entzündlicher Kopfhaut: Shampoo und Spitzwegerich-Essig-Spülung.
Stiefmütterchen, Wildes *(Viola tricolor)* Stiefmütterchengewächs	Das mehrjährige, etwa 20 cm hohe Beikraut blüht von Mai bis August gelb, violett und weiß gemischt. Es mag sonnige bis halbschattige Standorte an Weg- und Feldrändern, manchmal auch im Garten auf normalem Boden. Verwendete Pflanzenteile: Blühendes Kraut.	Saponine, Flavonglykoside, Violutosid, Carotinoide, Schleimstoffe, Gerbstoffe, Bitterstoffe; Juckreiz dämpfend.	Bei kranker und bei unreiner Haut (Ekzemen, Akne, Milchschorf) helfen Aufguss, Kompresse, Bad.
Tanne *(Abies balsamea)* **Weißtanne** *(Abies alba)* Kieferngewächs	Anspruchsvoller Nadelbaum mit Pfahlwurzel. Sie braucht tiefgründigen, mäßig feuchten Boden, mildes Klima und Schatten. Der Stamm der Weißtanne wird bis zu 2 m dick und über 30 m hoch, von den reifen, aufrecht stehenden Zapfen fallen nur die Schuppen ab, Spindeln bleiben am Baum. Verwendete Pflanzenteile: Straßburger Terpentin: wässriger Auszug aus Nadeln und dünnen Zweigen, Öl aus Nadeln oder Zapfen (Templinöl).	Ätherisches Öl, Bornylazetat; durchblutungsfördernd.	Einreibungen, Bäder, Salben.

Name	Pflanzenmerkmal	Inhaltsstoffe und Wirkung	Einsatzgebiete
Tee/Grüntee/ Schwarztee *(Camellia sinensis)* Kameliengewächs	Teestrauch aus China und Indien. Verwendete Pflanzenteile: Getrocknete grüne Blätter werden durch Fermentation schwarz.	Koffein, Gerbstoffe wirken als Radikalfänger, neutralisieren schädliche Umwelteinflüsse, erhöhen die Widerstandskraft der Haut und verbessern die Blutzirkulation; anregendes Genussmittel, reduziert licht- und sauerstoff-bedingte Oxidationsprozesse in Hautzellen, schützt vor zellschädigenden Substan-zen, antioxidative Wirkung ist doppelt so hoch wie von Vitamin E; östrogenähnliche Phytohormone wirken als Anti-Aging.	Badezusätze, Deodorants, Rasierwasser, Mundwasser.
Thymian *(Thymus vulgaris)* Lippenblütler	Immergrüner Thymian ist mitunter etwas frostempfindlich, duftet besonders in trockenen, sonnigen Lagen; vor der Wintersonne schützen durch Reisig oder Vlies, im Topf können sie an hellem Ort ohne direkte Sonneneinstrahlung stehen. Verwendete Pflanzenteile: Oberirdische getrocknete Pflanzenteile, Kraut im Juni oder Juli, Blätter kurz vor der Blüte abstreifen.	Viel ätherisches Öl, Hälfte davon Thymol, Carvacrol, Gerbstoffe, Bitterstoffe, Flavone; antibakteriell, durchblutungsfördernd, reinigend und desinfizierend, aber auch allergieauslösend (an kleiner Stelle testen).	Gesichtsdampfbad und Kompresse, Gesichtswasser, bei unreiner und fettiger Haut sowie bei Akne, Bäder, Ölauszug, Aufguss bei rissigen und schwitzenden Händen und bei Fußschweiß, Rasierwasser, Zinksalbe/Heilerde; Haarspülung bei fettigem Haar und Schuppen; Mund- und Gurgelwasser.
Tomate *(Lycopersicon edulis)* Nachtschattengewächs	Die frostgefährdete, einjährige Pflanze aus Mittel- bis Südamerika mag nährstoffreiche Böden und sonnige, warme, vor Regen geschützte Standorte. Ab Mai zeigen sich kleine gelbe Blüten, aus denen sich verschiedenste Formen und Farben entwickeln. Verwendete Pflanzenteile: Frischer Tomatensaft, Tomatensamen, Öl.	Zucker, Säure, Karotin, viele Vitamine – vor allem Vitamin A; reinigend, porenverengend und erfrischend, gutes Speiseöl.	Bei fettiger und unreiner Haut Gesichtswasser aus frischem Tomatensaft mit Mandelkleie.
Wacholder *(Juniperus communis)* Zypressengewächs	Würzige, aber spitze Nadeln auf 6–12 m hohem, immergrünen Strauch; schwarzblaue Beeren reifen im zweiten Jahr aus. Verwendete Pflanzenteile: Getrocknete, zerdrückte Wacholderbeeren, nicht für Schwangere und Nierenkranke geeignet!	Ätherisches Öl mit Pinen, Terpinenol-4, Flavonglykoside, Gerbstoffe, Invertzucker, Harz; aus Beeren wird das anregend wirkende Öl mit Gin-Duft destilliert; Öl aus den Zweigen und den Früchten riecht kräftiger und krautiger.	Wacholderbad bei unreiner Haut; Pflegespülung (nicht für blondes Haar).
Walderdbeere *(Fragaria vesca)* Rosengewächs	Aromatisch duftende Walderdbeeren stellen nur wenige Ansprüche, sie schützen den Boden flächendeckend vor Austrocknung und kommen auch im Topf gut zurecht, bevorzugen einen sonnigen Standort mit humosem, durchlässigem, leicht saurem Boden. Verwendete Pflanzenteile: Getrocknete Blätter und Früchte.	Gerbstoff, ätherisches Öl, Flavonole; blutreinigend; Erdbeerallergie soll auf roten Farbstoff zurückzuführen sein, es gibt auch weiße Sorten.	Blättersud bei fettiger und unreiner Haut und Mitessern, Gesichtswasser während der Saison, Waschung mit zerdrückten Erdbeeren, Gesichtsmaske bei trockener Haut – zusätzlich mit Schlagsahne, Honig, Quark/Topfen, Joghurt, Zitronensaft oder Haferflocken.
Walnuss *(Juglans regia)* Walnussgewächs	Bis 25 m hoher Baum mit typischen „Walnüssen“. Verwendete Pflanzenteile: Nussöl, frische grüne Fruchtschalen, Blätter.	Gerbstoffe, Flavonoide, wenig ätherisches Öl; pilzhemmendes Juglon in frischen Pflanzenteilen.	Umschlag bei Hautleiden, Fußschweiß; dunkles Haarfärbemittel (nicht für blondes Haar, vorsichtig verarbeiten! Gummihandschuhe!).
Weide *(Salix alba, S. fragilis, S. purpurea)* Weidengewächs	Bäume (*S. alba* bis 25 m) mit leicht brechenden Zweigen, lanzettlichen Blättern und typischen Weidenkätzchen. Verwendete Pflanzenteile: Rinde von 2- bis 3-jährigen Ästen.	Glykoside, Salicin, Gerbstoffe, enthält Acetylsalicyl; schweißtreibend.	Weidenrinde bei Hand- oder Fußschweiß; Weidenblätterspülungen bei fettigem Haar und Schuppen, Parasiten, (nicht für blondes Haar).

Name	Pflanzenmerkmal	Inhaltsstoffe und Wirkung	Einsatzgebiete
Wein *(Vitis vinifera)* Weinrebengewächs	Kletternder Strauch mit rundlichen Blättern, köstlichen Weinbeeren, bis 30 m lange Ranken. Verwendete Pflanzenteile: Trauben.	Vitamin E, Flavonglykoside, Gerbstoffe, Wein- und Apfelsäure, weinsaure Salze (vor allem Procyanidin), Resveratrol, Lecithin und Mineralstoffe; kalt gepresstes Traubenkernöl Basis für Kosmetik; klärend.	Gesichtspackung aus Hafermehl und Wein bei fettiger und unreiner Haut, Rosenwein-Gesichtswasser.
Weißdorn *(Crataegus monogyna, C. laevigata)* Rosengewächs	Dornige Großsträucher, kleine, gelblich weiße Blüten, mehlig fleischige rote Früchte. Verwendete Pflanzenteile: Blätter und Blüten, Ernte im Mai und Juni.	Flavonoide, ätherisches Öl, Gerbstoffe, Triterpencarbonsäuren, Purinderivate, Amine; blutdruckstabilisierendes Mittel.	Gesichtsdampfbad, Lotion, Kompresse, bei gestresster Haut und Durchblutungsstörungen; Haarspülung bei trockenem und sprödem Haar und auch bei fettigem Haar und Schuppen, Weißdornblütenessig, (besonders für blondes Haar).
Weizen *(Triticum aestivum)* Süßgras	Bewimpertes Blatt, 4-kantige Ähren mit kurzen Grannenhaaren. Verwendete Pflanzenteile: Keime.	Weizenkeimöl, fettes Öl, Ölsäure, Lezithin, Tocopherolgehalt (Vitamin E), hoher Linolensäuregehalt; Jungbrunnen für reife Haut; wirkt glättend, verfeinert das Hautbild, macht Haut zart und geschmeidig.	Cremes, Lotionen für reife, trockene, strapazierte Haut; Bade- und Salbenzusatz bei Hautleiden.
Zaubernuss *(Hamamelis virginiana)* Zaubernussgewächs	Eigenwillige karminrote bis hellgelbe Blüten im Februar; die langsam wachsenden Sträucher lieben sonnige bis halbschattige, tiefgründige, leicht saure Standorte; stammt aus Nordamerika. Verwendete Pflanzenteile: Blätter, Rinde.	Gerbstoffe, Flavonoide; zusammenziehend, entzündungshemmend, heilungsfördernd, lokal blutstillend, juckreizstillend und schmerzlindernd, hautberuhigend.	Gesichtswasser, bei leichten Hautverletzungen, lokalen Entzündungen der Haut und Schleimhäute; bei Hämorrhoiden und Krampfaderbeschwerden, großporiger, rissiger und spröder Haut, After-Sun-Produkte, Sonnenbrand; Deodorants, Rasierwasser und Mundwasser.
Zitrone *(Citrus limon)* Rautengewächs	Beeindrucken durch immergrünes Laub, stark duftende Blüten und goldene Früchte; kalkfreies Regenwasser und keine stickstoffhaltigen Dünger, das hält sie kompakt. Sie überwintern möglichst hell bei 5–10 °C. Werden bis 5 m hoch. Verwendete Pflanzenteile: Fruchtfleisch, Schale.	Ätherisches Öl der Fruchtschale, Fruchtsaft enthält viel Vitamin C, Zucker und Zitronensäure, Pektin im Fruchtfleisch. Ätherisches Öl (aus Limonen (90 %) und Citral (5 %), Spuren von Citronellal, Terpineol, Linalyl- und Geranylacetat. Tiefer liegen bittere Flavonglykoside und Cumarinderivate; antiseptisch, reinigend, anregend – bei fetter Haut, stimmungsaufhellend, insektenabwehrend, heilend.	Tägliche Hautreinigung, Reinigungsmasken, Bad/Fußbad, Cremepackung, Zitronenscheiben bei rissigen Händen und Ellenbogen, Falten, Hautflecken, Sommersprossen, als Sonnenschutzmittel, bei Warzen, Hühneraugen, müden Füßen; bei Herpes und geschwächtem Immunsystem; bei Cellulitis; Haarspülung bei fettigem Haar, (auch für blondes Haar); Mundwasser, Zahnputzmittel.
(Zitronen-)Melisse *(Melissa officinalis)* Lippenblütler	Die anspruchslose, weiß blühende, 50–80 cm große Pflanze besiedelt selbst Pflasterfugen; es gibt auch panaschierte Sorten, wie 'Limoni', mit weißen Blatträndern, und die gelb umrandete Sorte 'Aurea', duftet angenehm nach Zitrone. Verwendete Pflanzenteile: Abgestreifte Blätter im Juni und September ernten; nicht in Metalldosen aufbewahren!	Ätherisches Melissenöl (Citronellöl), Flavonoide, Gerbstoffe, Bitterstoffe, Schleimstoffe; antiviral, antimikrobiell, entzündungshemmend, beruhigend, schwach krampflösend, verdauungs- und schlaffördernd, Karmelitergeist, Melissengeist enthält viel Melissenextrakt, anregend und bei Übelkeit virushemmend.	Kräuterteewaschungen bei Hautunreinheiten, entspannendes Kräuterbad, Gesichtswasser für trockene, sensible oder alternde Haut; Ölshampoo; Gurgelwasser; Blätterkompresse bei Herpes.
Zwiebel *(Allium cepa)* Lauchgewächs	Seit dem Mittelalter bekanntes Gemüse. Anbau über kleine Mutterzwiebeln oder Aussaat. Die hohlen Zwiebelstängel wachsen etwa 0,5 m in die Höhe. Will man die Zwiebel ernten, muss man die schönen essbaren Blütenstängel abschneiden. Verwendete Pflanzenteile: Zwiebel, Zwiebelschalen.	Schwefelhaltige Verbindungen Cepaene, Sulfoxide; verdauungsfördernd, gegen Krankheitserreger, gewebeerneuernd, schmerzlindernd, entzündungshemmend, bindegewebestärkend.	Bei Wunden, Geschwüren, Narben, Insektenstichen; Zwiebeltönung für braunes Haar; Haarwasser bei Haarausfall.

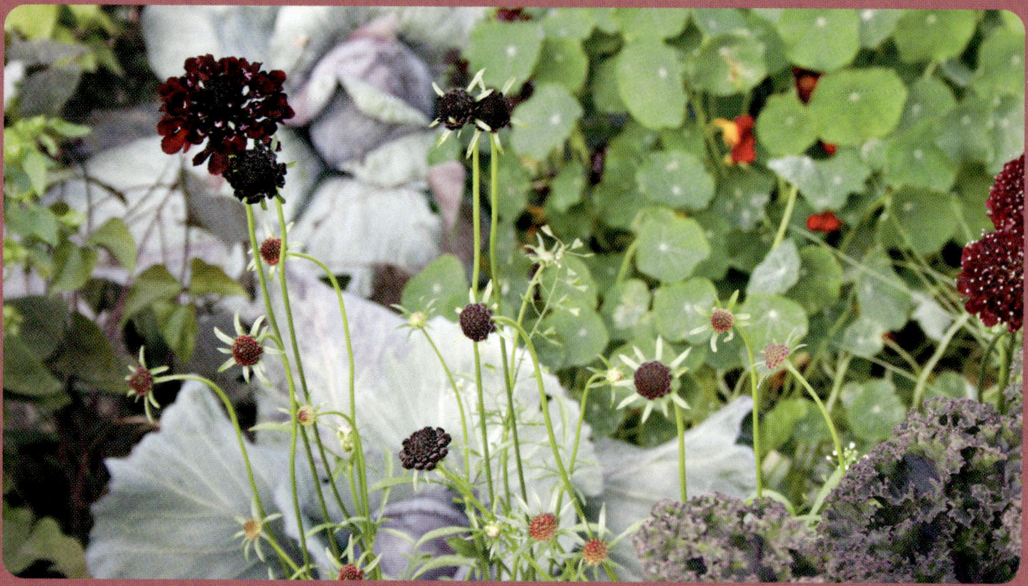

Nützliche Adressen und Literatur

Internetadressen:

beautyjunkies.inbeauty.de/forum/archive/index.php/t-66919.html (Forum)
mathechemie.de/kosmetik.htm (Lernhilfen)

www.1001seife.de/1000und1Seife/Seifenwerkstatt/Seifensieder/Wellness/Seifenherstellung1.html (Seifenherstellung)

www.beautykosmos.de
(Selbst gemachte Kosmetik mit Testberichten und Forum)

www.die-aufruehrer.de (Rührkurse)

www.drappel.de/products.htm
(Shop-Öle)

www.dsaf.at (Seifenkurse)

www.henriettesherbal.com/eclectic/german.html (Sehr ausführliche Kräuterseiten, teilweise in Deutsch)

www.hobby-kosmetik.de
(Rührkurs und Bezugsquellen)

www.kosmetikmacherei.at/
(Shop und Kurse)

www.kosmetikportal.net/kosmetik-info/kosmetiklexikon/kosmetiklexikon.html
(Kosmetiklexikon)

www.kraeuterabc.de
(Kräuter von A–Z, von Stiftung zur internationalen Erhaltung der Pflanzenvielfalt)

www.lauftext.de/naturkosmetik
(Arten für Naturkosmetik)

www.maienfelser-naturkosmetik-shop.de (Shop)

www.meinekosmetik.de/shop/rohstoffe/pflanzen.html (Shop und Kurse)

www.natur-quisit.de/index.php (Branchenbuch)

www.naturseife.com (Alles zum Thema Seife)

http://www.nealsyardremedies.com (Britischer Shop)

www.olionatura.de (Umfangreiche wissenschaftliche Seite zum Thema Naturkosmetik)

www.pflanzendatenbank.at (Wissenschaftliche Pflanzendatenbank des Joanneum Graz)

www.pharmakobotanik.de/allgemei/serturn/se-r-deu.htm (Bildarchiv Arzneipflanzen)

www.scienceforum.de/download/skript_kosmetik.pdf (Wissenschaftlicher Zugang Universität Siegen mit Rezepten)

www.seifenmacher.at (Seifenrezepte)

www.seifensieder.info (Anleitungen für Anfänger und Fortgeschrittene)

www.spinnrad.de/ (Shop)

www1.tu-darmstadt.de/fb/ch/Fachgebiete/OC/AKSchmidt/TUD%20Boris%20Schmidt-Dateien/VKcHaut2.pdf (Kosmetikchemie)

www.unserehaut.de (Arbeitsgemeinschaft dermatologische Prävention)

www.unserehaut.com (Mediziner-Portal)

Literatur:

Bachleitner-Hofmann: PKA 9 Warenkunde für PKA, III. Österreichische Apotheker-Verlagsgesellschaft m.b.H., Wien

Doleschalek, Petra: Kosmetik selbst gemacht. Die sanfte Pflege für Haut und Haar. Anaconda Verlag GmbH, Köln

Götz, Helmut: Die PKA-Ausbildung in Fragen und Antworten. Deutscher Apotheker Verlag, Stuttgart

Hammelmann, Iris: Gesund und fit durch Aromaöle. Moewig Verlag, Rastatt

Hellmiß, Margot: Natürlich heilen mit Apfelessig. Südwest Verlag, München

Schönfelder, Ingrid; Schönfelder, Peter: Der Kosmos-Heilpflanzenführer. Kosmos Gesellschaft der Naturfreunde, Franckh'sche Verlagshandlung, Stuttgart

Schwarz, Aljoscha; Schweppe, Ronald: Grüner Tee, Lebenselixier für Körper und Seele. Gräfe und Unzer Verlag, München

Stadtlaender, Chris: Natürlich schön durch Bio-Kosmetik. Econ Taschenbuch Verlag GmbH, Düsseldorf, Lizenzausgabe Bechtermünz Verlag GmbH

von Braunschweig, Ruth: Pflanzenöle. 30 starke Helfer für die Gesundheit. Gräfe und Unzer Verlag, München

Wagner, Hans: Sanfte Hilfe durch Wickel und Umschläge. Südwest Verlag, München

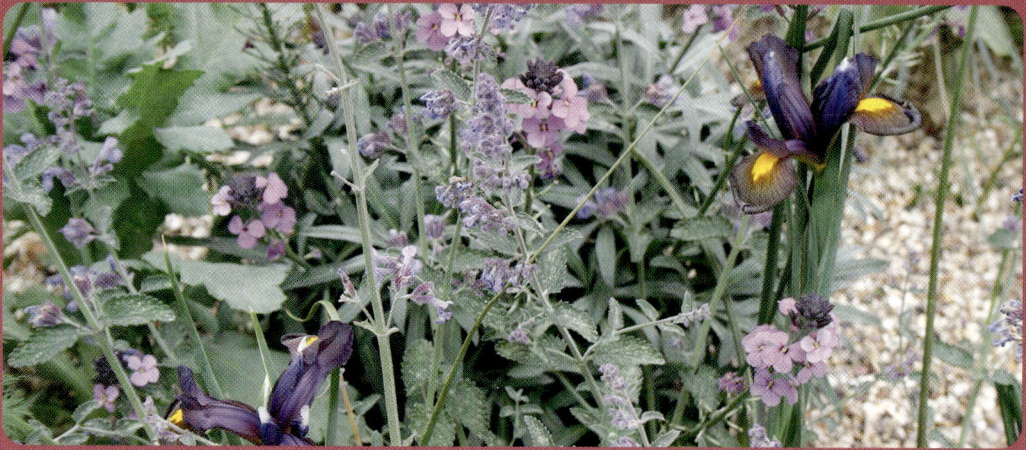

Bildquellen

Umschlag vorne: fotolia.de – Daniel Gilbey
Umschlag hinten: Simone Andress

Simone Andress: Seiten 2, 16, 18, 20, 32 unten, 41, 43, 44, 51 oben, 52, 54, 67 mitte, 69, 74, 79

Margit Beneš-Oeller: Seiten 4, 8, 9, 12, 19, 22, 30, 32 oben, 34, 46, 47, 51 unten, 55, 58, 59 rechts und links, 60, 64, 65, 67 oben, 70, 78, 81, 94, 96

Rita Newman: Seiten 21, 22, 29, 33, 35, 38, 82, 83

Istockphoto.com: Seiten 11, 13, 14, 24, 27, 28, 49, 61, 73, 75, 77

Impressum

Druck- und Verlagsges.m.b.H. Nfg. KG
Sturzgasse 1a, A-1141 Wien
E-Mail: buch@avbuch.at, Internet: www.avbuch.at

Die Deutsche Nationale Bibliothek – CIP-Einheitsaufnahme
Die Deutsche Nationale Bibliothek verzeichnet diese Publikationen in der Deutschen Nationalbibliografie; detaillierte bibliografische Daten sind im Internet über http://dnb.ddb.de abrufbar.

Projektleitung: Alexandra Mlakar, avBUCH
Redaktion: Christine Weidenweber, Weibersbrunn
Umschlag & Layout: Ravenstein + Partner, Verden

Druck und Bindung: Westermann Druck, Zwickau
Printed in Germany

ISBN: 978-3-7040-2354-4